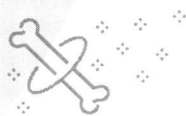

老年性骨质疏松症的综合治疗

配视频讲解

郭达 李永津 郑晓捷 主编

化学工业出版社

·北京·

图书在版编目（CIP）数据

老年性骨质疏松症的综合治疗：配视频讲解 / 郭达，
李永津，郑晓捷主编. -- 北京：化学工业出版社，
2025. 6. -- ISBN 978-7-122-47637-1

Ⅰ. R681

中国国家版本馆 CIP 数据核字第 2025FP9778 号

责任编辑：王新辉　赵玉欣　　　　　　装帧设计：关　飞
责任校对：宋　玮

出版发行：化学工业出版社
　　　　　（北京市东城区青年湖南街 13 号　邮政编码 100011）
印　　装：大厂回族自治县聚鑫印刷有限责任公司
710mm×1000mm　1/16　印张 13¼　字数 194 千字
2025 年 8 月北京第 1 版第 1 次印刷

购书咨询：010-64518888　　　　　　售后服务：010-64518899
网　　址：http://www.cip.com.cn

定　　价：49.80 元　　　　　　　　　　版权所有　违者必究

推荐序

老龄社会已至，骨弱筋衰者众，骨质疏松性骨折为害尤甚。吾之弟子李永津主任及其同仁郭达主任等诸君，深耕骨伤领域数十载，融通中西之法，心系基层医者之困，今著《老年性骨质疏松症的综合治疗》一书，付梓之际，吾欣然命笔作序。

一曰全面，立防治之纲目

骨质疏松之疾，发于内而形于外，治当未病先防、既病防变、瘥后防复。李、郭君等以"三级预防"为纲，贯通风险评估、急诊处置、手术优化及长期康复全链。书中详述 FRAX®、QFracture 等国际评估工具之妙用，分层辨治低、中、高及极高危人群，更兼营养干预、居家防跌之策，实为基层医者明辨虚实、精准施治之圭臬。

二曰融通，汇中西之精粹

李、郭君等立足循证医学之本，既析双膦酸盐、地舒单抗等西药应用之机变，复倡"固本培元"之中医治则。书中专章论及林氏健体八段功、五禽戏等传统功法以强筋壮骨，辅以经典方剂调和气血，更将现代生物力学与中医"筋骨并重"理念相参，创"药功协同、标本兼治"之法，诚为守正创新之典范。

三曰实用，授基层以良方

本书以"简、便、效、廉"为旨，去繁就简，直指临床痛点。书中病例解析图文并茂，手术视频步步拆解，尤以桡骨远端骨折夹板固定、髋关节置换术等基层常见病为例，示人以规矩。

医者仁术，贵在普济。李、郭君等以仁心为墨，以实践为纸，此书既承中医"治未病"之智慧，复纳现代医学之菁华，更为基层医者筑就登堂入室之阶梯。冀后学览此卷者，能明阴阳消长之理，通筋骨衰荣之道，使天下银发苍髯之辈，皆得铁骨铮铮，乐享桑榆晚晴！

韦贵衡 谨 识

二〇二五年春

（国医大师，广西中医药大学终身教授，首届全国中医骨伤名师）

前言

随着我国老龄化进程的加速，老年性骨质疏松症的患病率快速攀升，已成为重要的公共健康问题，老年骨质疏松性骨折已成为老年群体健康的"隐形杀手"。老年性骨质疏松症发病的广泛性、潜在性，以及骨折后的危害性，亟需广大医务工作者的重视。基层医疗机构受限于设备条件和诊疗经验，临床医生在面对这类特殊骨折时往往面临"知易行难"的困境——虽了解疾病基础理论，却在具体诊疗策略的选择和操作上举棋不定。本书编写团队由临床经验丰富的医疗、护理、康复专业人员构成，力求编写一本基层医生"看得懂、用得上、有效果"的实战指南。

本书内容回应临床实践需求，突出以下特色。

（1）全面覆盖，分层诊疗　从骨质疏松症的发病机制、风险评估到骨折的急诊处理、手术方案及长期康复，全书构建了完整的诊疗链条。特别强调"三级预防"策略，结合 FRAX®、QFracture 等国际主流评估工具，帮助医生精准识别低、中、高及极高风险人群，制定个体化干预方案。

（2）中西医结合，优势互补　在详细解析抗骨质疏松药物的适应证、用法及注意事项的同时，专章探讨中医辨证论治思路，涵盖林氏健体八段功、五禽戏等传统康复功法，以及经典方剂的应用，体现"固本培元、内外兼治"的中医特色。

（3）实操性强，贴近基层　书中融入大量典型病例与中医保守治疗及手术案例视频，逐步拆解诊疗难点；针对药物联用、序贯治疗及药物假期等临床常见困惑，提供明确操作建议。

本书由广东省中医院骨科团队联合多学科专家编写，以简洁的语言、清晰的逻辑，将复杂理论转化为可操作的临床路径。我们深信，此书不仅能成为基层医生案头必备的实用指南，也将为提升我国骨质疏松性骨折的综合防治水平贡献一份力量。

愿每一位读者都能从中获益，让更多老年患者重获"铮铮铁骨"，安享健康晚年。

郭　达　李永津

2025 年 2 月

目录

3　骨质疏松症的治疗策略和药物选择　/048

4　骨质疏松性骨折手术处理方案 / 086

5 老年性骨质疏松症联合老年骨性关节炎的综合社区管理 / 137

6 老年性骨质疏松症的中医诊疗思路 / 156

7　老年性骨质疏松症的康复治疗　　　/ 176

1

骨质疏松症概述

1.1 定义

骨质疏松症（osteoporosis，OP）是一种全身性骨骼疾病，其主要特征为骨量低下，骨组织微结构损坏，导致骨脆性增加，易发生骨折。骨质疏松症不仅仅发生于老年人群，也可以发生于其他年龄段人群，但多见于绝经后女性和老年男性。

临床上，根据发病原因不同，将骨质疏松症分为原发性和继发性两大类。

原发性骨质疏松症包括绝经妇女骨质疏松症（Ⅰ型）、老年性骨质疏松症（Ⅱ型）和特发性骨质疏松症。绝经妇女骨质疏松症是指女性绝经后因体内雌激素水平下降导致骨组织的流失，多见于绝经后5～10年内；老年性骨质疏松症一般指70岁以上老年人发生的骨质疏松，通常与骨骼老化和钙质流失有关；而特发性骨质疏松症则主要发生在青少年，目前具体病因尚不明确。

继发性骨质疏松症是由其他疾病或药物引起的。例如，长期使用类固醇药物、抗癫痫药物、抗凝血药物等，或者患有甲状腺功能亢进症、甲状旁腺功能减退症、性腺功能减退等都可能导致继发性骨质疏松症。

1.2 流行病学

随着我国人口老龄化不断加剧，骨质疏松症患者数量逐年增加。第七次全国人口普查显示：我国 60 岁以上人口达到 2.64 亿，65 岁以上人口超过 1.9 亿，我国是全球老年人口最多的国家。国内流行病学调查显示：50 岁以上人群骨质疏松症患病率为 19.2%，其中女性为 32.1%、男性为 6.9%；65 岁以上人群骨质疏松症患病率为 32%，其中女性为 51.6%、男性为 10.7%。根据这个结果估算，我国骨质疏松症患者人数约为 9000 万，其中女性约 7000 万。

国外一项流行病学研究结果显示，使用 T 值为标准进行判断，在 50 岁及以上的女性中，13%～18% 患有骨质疏松症，另有 37%～50% 患有骨质减少。一项基于全球六大洲 37 个国家骨质疏松症发病率数据的荟萃分析结果显示，骨质疏松症的全球患病率为 19.7%（95%CI 18.0%～21.4%，I^2＝99.3%），患病率最高的是土耳其（52.0%，95%CI 49.7%～54.2%），最低的是荷兰（4.1%，95%CI 3.6%～4.6%），具体患病率随着年龄的增长而增高。

骨质疏松症在我国患病率较高，对老年人群的危害大，但公众对骨质疏松症的知晓率及诊断率却很低，分别仅为 7.4% 和 6.4%。因此，我国骨质疏松症的防治面临严峻的挑战。同时，城乡之间的诊疗水平也存在一定的差异。

1.3 发病机制

骨骼的完整性由不断重复发生的骨吸收和骨形成过程维持，此过程称为骨重建。骨重建由成骨细胞、破骨细胞和骨细胞等组成的骨骼基本多细胞单位（basic multicellular unit，BMU）实施。成年前骨骼不断构建、塑形和重建，骨形成和骨吸收的正平衡使骨量增加，并达到峰值骨量；成年期骨重建平衡，维持骨量；此后随年龄增加，骨形成与骨吸收呈负平衡，骨重建失衡造成骨丢失。

近年来对原发性骨质疏松症的发病机制研究已渐深入，目前认为与遗传、增龄、激素调控、细胞因子、营养状况、氧化应激等因素有关（图1-1）。

（1）遗传因素

骨质疏松症是复杂的疾病，遗传因素主要影响骨骼大小、骨量、骨微结构和力学特性等。目前较公认的看法是，人类个体间骨量的差异50%～80%由遗传因素决定。国外调查和临床研究发现，遗传因素对年轻时峰值骨量（peak bone mass，PBM）的峰值高低、随后的骨质丢失速度和骨质疏松症的形成有重要影响。学者利用全基因组关联分析（genome-wide association study，GWAS）已鉴定出了近600个基因位点与骨密度、骨质疏松症和骨折相关。这些与骨质疏松症相关具有已知功能的易感基因，主要分布在WNT信号通路、RANK信号通路、维生素D信号通路和雌激素信号通路这四条通路上面。

（2）增龄

增龄是骨质疏松症发生的一个主要原因，随着年龄的增加，机体微环境发生变化：①由于增龄造成骨重建失衡，骨吸收/骨形成之间的平衡遭到破坏，骨丢失增多，造成了骨质疏松的发生；②增龄和雌激素缺乏使免疫系统持续低度活化，处于促炎症状态，进一步诱导破骨细胞生成增多，骨量降低。此外，增龄伴随的体力活动减少、肌少症均会造成骨骼负荷减少，导致骨吸收增加。

（3）激素调控

与骨质疏松有关的激素主要有雌激素、雄激素、甲状旁腺激素、降钙素等。

① 雌激素缺乏。绝经后妇女是骨质疏松症的高发人群，这与绝经后激素水平变化相关，而雌激素缺乏被认为是原发性骨质疏松症最重要的发病机制之一。雌激素水平降低会减弱对破骨细胞的抑制作用，破骨细胞的数量增加、凋亡减少、寿命延长，导致骨吸收功能增强。尽管成骨细胞介导的骨形成也有相应的增加，但不足以代偿过度的骨吸收。骨重建活跃和失衡致使小梁骨变细或断裂，骨皮质孔隙度增加，导致骨强度下降。而且，雌激素减少会导致骨骼对力学刺激的

骨折

骨脆性↑ 骨强度↓

骨量减少

骨细胞凋亡↑

跌倒

破骨细胞 凋亡↓ 寿命↑ 吸收↑

RANKL/OPG↑ 骨重建失衡

成骨细胞 凋亡↑ 形成↓

肌少症 体力活动、肌力、力学刺激↓

维生素D缺乏 钙吸收↓ 甲状旁腺激素↑

炎性衰老 衰老细胞相关分泌表型↑

肠道菌群紊乱 短链脂肪酸↓ 骨免疫失衡

性激素结合球蛋白↑ 性激素、生长激素(GH)-胰岛素生长因子(IGF)轴↓ 间充质干细胞、成骨细胞和骨细胞凋亡

氧化应激↑ 非酶促糖基化↑ 骨基质胶原交联 非酶促交联↑

促炎症状态 TNF-α、IL-1/6/7/17、PGE$_2$↑ M-CSF、RANKL↑

雌激素↓ 骨转换↑

增龄

绝经

遗传因素

环境因素

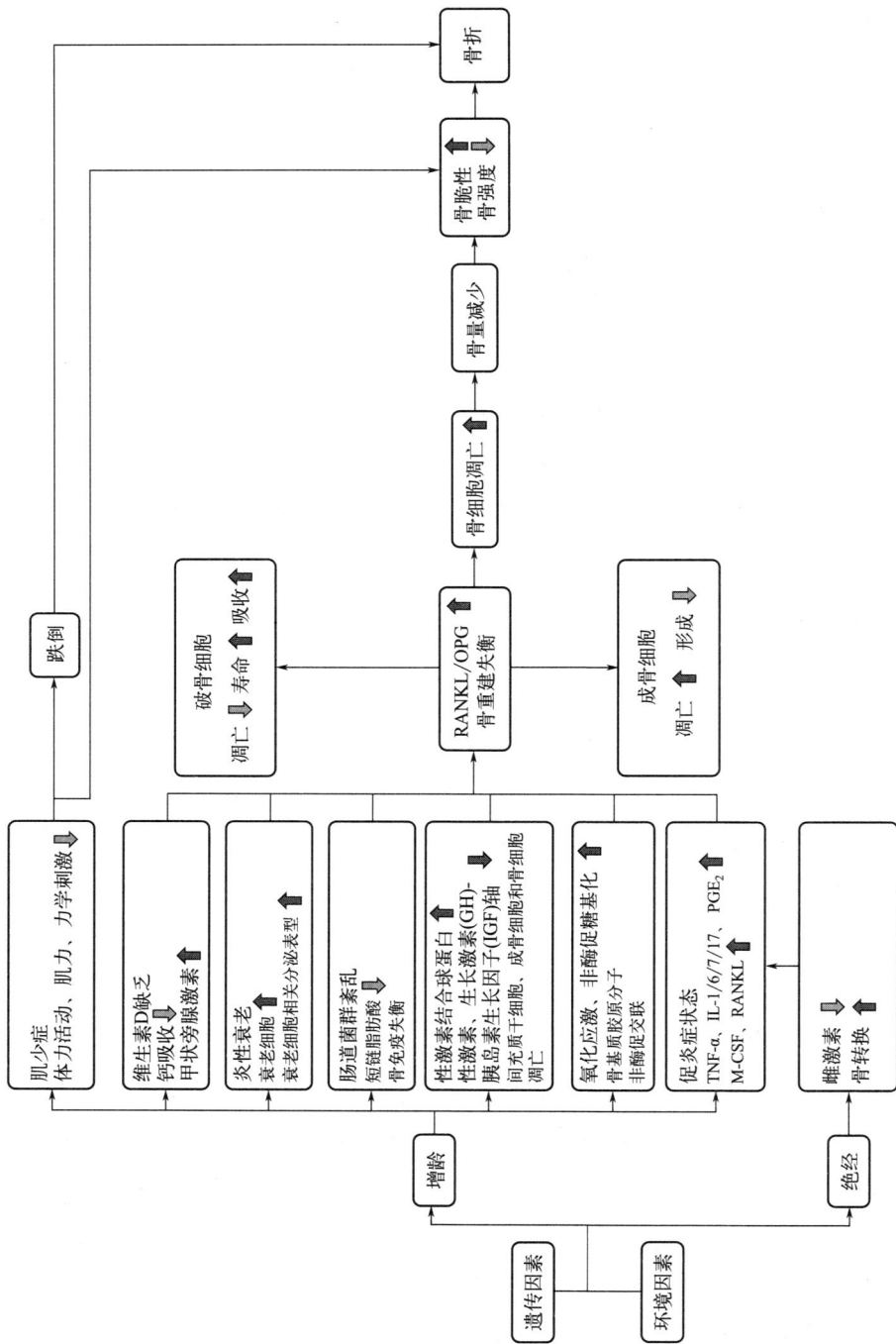

图 1-1 原发性骨质疏松症的发病机制

敏感性下降，使骨骼呈现类似于废用性骨丢失的病理变化。较瘦妇女较容易患骨质疏松并发骨折，而肥胖者则相对较少，因其血浆游离雌激素水平较高，这是脂肪组织中肾上腺内雄激素转化为雌激素增多的结果。

② 雄激素缺乏。绝经期后雌激素水平下降导致骨吸收增加这一点已被公认，同样雄激素缺乏被认为是男性骨质疏松的重要原因。雄激素可促进骨骼蛋白质合成，促进骨骼生长及钙盐沉淀，促进长骨的骨骺融合，对正常骨生长、代谢、骨量维持起重要调节作用。随着年龄增加，男性生殖系统功能逐渐降低，使破骨细胞活性大于成骨细胞活性，骨形成减慢，骨吸收加速，最终导致骨密度降低，发生骨质疏松。

（4）细胞因子

细胞因子，如肿瘤坏死因子 α（TNF-α）、白介素（IL）相关细胞因子（IL-1、IL-6、IL-7、IL-17）及前列腺素 E_2（PGE_2）均能诱导成骨细胞源性的巨噬细胞集落刺激因子（M-CSF）和 NF-κB 受体激活蛋白配体（RANKL）的表达，刺激破骨细胞生成，促进骨吸收，最终造成骨量减少。

（5）营养状况

机体的营养状况在一定程度上影响骨代谢，钙缺乏、磷水平异常、蛋白质及维生素摄入不足均可导致骨质疏松的发生。

（6）氧化应激

氧化应激最常见的是指过量的自由基，即活性氧（reactive oxygen species，ROS）和活性氮（reactive nitrogen species，RNS）。氧化应激对于成骨细胞和破骨细胞的生理功能具有重要的影响，在成骨细胞前体中，高水平的活性氧会激活属于叉头框蛋白质家族的 FOXO（forkhead box O）转录因子，使其与 β-连环蛋白结合，从而增强抗氧化酶的转录，β-连环蛋白对于促进成骨细胞分化是必需的，这种作用会降低 β-连环蛋白的可用性，从而抑制成骨细胞的生成。此外，高水平的活性氧也会对成骨细胞的活性、活力以及增殖产生负面影响，引起成骨细胞数量减少以及功能的丧失，导致骨形成的减少。活性氧诱导的成骨细胞和骨细胞的凋亡，有利于破骨细胞的生成并抑制矿化和成骨。另外，在破骨细胞前体细胞中，活性氧水平的升高可以通过激活核因子 κB 信号通路来促进破骨细胞的分化和活性，活性氧还会诱导炎症反应，增加破骨细胞的形成和活性，导致组织破坏和骨质流失。

（7）其他

近年来，研究发现肠道菌群、成骨细胞能量代谢、铁稳态等在骨质疏松症的发生发展过程中也发挥了一定的作用。

1.4 临床表现及辅助诊断检查

（1）临床表现

随着骨量丢失、骨微结构的破坏、骨骼力学性能的下降以及微骨折的出现，患者常常会经历一系列临床表现。骨质疏松症的主要临床症状包括腰背疼痛、脊柱变形导致的驼背、活动受限、体能下降等。

（2）影像学相关检查

骨质疏松症的诊断不能仅依赖于临床表现，还需要通过影像学检查进行确认。影像学检查包括 X 线、CT、MRI 和骨扫描等。这些检查有助于确认脆性骨折的存在，一经确诊，无论该患者骨密度结果是否达到骨质疏松的诊断标准，均可诊断骨质疏松症。而在发生脆性骨折之前，骨密度测量结果是确诊骨质疏松的主要依据。

① 双能 X 射线吸收法（DXA）。DXA 是最常用的骨密度测量技术，通常用于评估腰椎、髋部和前臂的骨密度。其诊断骨质疏松症的标准为：测量腰椎和髋部 2 个部位，选择第 1～4 腰椎椎体、髋部的股骨颈和全髋 3 个敏感区域（ROI），

并以 3 个 ROI 中最低的 T 值作为诊断依据。值得注意的是，如果上述 2 个部位之中的 1 个由于严重变形、内固定、植入物干扰等因素无法进行测量，则需要增加"非优势侧前臂"作为补充测量部位。此时，选择桡骨远端 1/3 作为 ROI 进行测量。具体诊断标准如表 1-1 所示。

表 1-1　双能 X 射线吸收法骨质疏松症诊断标准

诊断	T 值
正常	$T \geqslant -1.0\text{SD}$
低骨量	$-2.5\text{SD} < T < -1.0\text{SD}$
骨质疏松	$T \leqslant -2.5\text{SD}$
严重骨质疏松	$T \leqslant -2.5\text{SD}$，伴脆性骨折

注：T＝(实测骨密度值－中国正常青年人峰值骨密度值)/中国正常青年人峰值骨密度的标准差（SD）。

② 定量 CT（QCT）。QCT 是一种先进的骨密度测量技术，可以测量多个部位的骨密度并提供精确的骨密度数据。QCT 目前应用较多的部位包括脊柱和髋部，能够提供更多的骨质信息。目前，QCT 常用于测量腰椎的骨密度，主要关注第 1 和第 2 腰椎椎体的骨密度。其诊断骨质疏松症的标准为：采用腰椎 QCT 骨密度绝对值，取 2 个腰椎椎体松质骨骨密度平均值（常用第 1 和第 2 腰椎）进行诊断，具体诊断标准如表 1-2 所示。

表 1-2　腰椎定量 CT 骨密度诊断骨质疏松标准

诊断	腰椎骨密度值
正常	骨密度＞120mg/cm^3
低骨量	$80\text{mg/cm}^3 \leqslant$ 骨密度 $\leqslant 120\text{mg/cm}^3$
骨质疏松	骨密度＜80mg/cm^3
严重骨质疏松	骨密度＜80mg/cm^3，伴脆性骨折

注：腰椎骨密度值指定量 CT 测量的腰椎松质骨骨密度，取 2 个腰椎椎体松质骨骨密度平均值。

值得注意的是，QCT 与 DXA 在测量股骨颈和全髋骨密度方面具有较高的相关性。这意味着，QCT 测量的髋部骨密度与 DXA 测量结果在评估骨质疏松症的诊断上具有相似的效果。鉴于 QCT 与 DXA 在髋部骨密度测量上的等效性，可以采用 DXA 的诊断标准来评估髋部 QCT 骨密度，即 $T \leqslant -2.5\mathrm{SD}$。

（3）实验室检查——骨代谢生化标志物

骨代谢生化标志物是从血液、尿液等体液中检测到的生化产物或相关激素，这些标志物能够反映骨代谢的状态，因此在代谢性骨病的诊断、鉴别诊断、治疗及疗效评价中具有重要作用。骨代谢生化标志物大致可以分为一般生化标志物、骨代谢调控激素和骨转换标志物三类。一般生化标志物主要包括血钙、血磷、尿钙、尿磷等；骨代谢调控激素主要包括维生素 D 及其代谢产物、甲状旁腺激素、成纤维细胞生长因子 23 等；骨转换标志物主要包括骨转换过程中产生的代谢产物或酶类，可分为骨形成标志物和骨吸收标志物两大类，骨形成标志物主要反映成骨细胞的活性或骨形成状态，而骨吸收标志物则反映破骨细胞的活性或骨吸收水平。常见的骨转换标志物如表 1-3 所示。

表 1-3 骨形成标志物和骨吸收标志物一览表

骨形成标志物	骨吸收标志物
血清碱性磷酸酶（ALP）	空腹 2h 尿钙/肌酐比值（U-Ca/Cr）
血清骨钙素（OCN）	血清抗酒石酸酸性磷酸酶（TRACP）
血清骨源性碱性磷酸酶（BALP）	血清Ⅰ型胶原交联 C-末端肽（CTX）
血清Ⅰ型前胶原 C-端前肽（PⅠCP）	尿吡啶啉（Pyr）
血清Ⅰ型前胶原 N-端前肽（PⅠNP）	尿脱氧吡啶啉（D-Pyr）
	尿Ⅰ型胶原交联 N-末端肽（U-NTX）
	尿Ⅰ型胶原交联 C-末端肽（U-CTX）

参考文献

[1] 中国疾病预防控制中心，中华医学会骨质疏松和骨矿盐疾病分会. 中国骨质疏松症流行病学调查报告（2018）[M]. 北京：人民卫生出版社，2021.

[2] Wang L H，Yu W，Yin X J，et al. Prevalence of osteoporosis and fracture in China：The China osteoporosis prevalence study [J]. JAMA Netw Open，2021，4（8）：e2121106.

[3] Sarafrazi N，Wambogo E A，Shepherd J A. Osteoporosis or Low Bone Mass in Older Adults：United

States，2017-2018 ［J］．NCHS Data Brief，2021（405）：1-8.

［4］ Xiao P L ，Cui A Y ，Hsu C J ，et al. Global，regional prevalence，and risk factors of osteoporosis according to the World Health Organization diagnostic criteria：a systematic review and meta-analysis ［J］．Osteoporosis International，2022，33（10）：2137-2153.

［5］ 中华医学会骨质疏松和骨矿盐疾病分会．原发性骨质疏松症诊疗指南（2022）［J］．中华骨质疏松和骨矿盐疾病杂志，2022，15（6）：573-611.

［6］ 毛文晴，田甜．原发性骨质疏松的病因及发病机制［J］．中国骨质疏松杂志，2011，17（10）：937-940.

2

老年性骨质疏松症的防治策略

30～35 岁人群其骨重塑即骨吸收和形成是平衡的。此后，由基因决定的骨质流失在 30 岁后开始增加，女性的比例略高于男性，每年为 0.5％～1％。随着绝经期的开始和雌激素分泌的下降，女性的骨质疏松症和骨折的发生率稳步增加。绝经早期也是骨质疏松症的一个重要危险因素。在男性中，骨折的风险随着大约 60 岁后睾酮分泌量的下降而稳步增加。随着年龄的增长，这种风险会进一步增加。老年人跌倒的趋势也在增加：65 岁以上的人每年至少跌倒一次。在 75 岁以上的人中，大约有 6％的人摔倒会导致骨折。只有当患者出现疼痛的骨折时，才会就医被诊断为骨质疏松症。如今，随着人们对健康和健康生活的高度认识，认识疾病和避免风险因素可以预防许多慢性疾病。关于骨质疏松症的高患病率、骨折发生前的沉默行为、再骨折的高风险和骨折后的预后，患者最好在骨折前进行识别和干预，特别是在脆性骨折发生后进行治疗。骨质疏松症是骨折的一个"沉默"的危险因素，就像高血压是中风的危险因素一样。治疗骨质疏松症的目标必须是预防骨折。鼓励所有老年人采取干预措施防止骨质流失以预防骨折，比如均衡饮食（包括摄入足够的钙和维生素 D）、参与适当的负重运动、不吸烟、避免过度饮酒，还有制定预防跌倒的措施。

2.1 老年性骨质疏松症的干预目标

治疗骨质疏松症的目的是通过减缓、防止骨丢失，保持骨强度，尽量减少骨骼创伤来防止原发性或继发性骨折。生活方式的改变是有帮助的，但骨折风险高的老年人通常也需要药物干预。在初级保健中，具体目标是：

① 最大限度地提高峰值骨量；

② 识别骨折风险最高的患者；

③ 使用低成本调查方法；

④ 排除继发性骨质疏松症；

⑤ 为所有高危人群提供生活方式建议；

⑥ 为高危人群提供适当的药物治疗，并提高依从性；

⑦ 识别和管理那些跌倒风险增加的人。

2.2 老年性骨质疏松症的三级预防策略

脆性骨折治疗费用、致残率及致死率均较高，严重影响老年人的身心健康。因此，建立老年性骨质疏松症的三级防控体系，采取预防为主、防治结合、分层诊疗、全周期管理的策略，对降低骨质疏松症及其骨折的危害等有重要意义。

2.2.1 一级预防

建议对骨折低风险及中风险老年人群进行骨质疏松症的一级预防，减少或延缓骨质疏松症的发生。预防措施包括健康教育、生活方式指导、风险人群筛查及危险因素控制、跌倒风险评估及预防、补充钙与维生素 D 等。

骨质疏松的一级预防是针对尚未发生骨质疏松症的人群，尤其是儿童及青少年和骨折低风险、中风险的老年人群，采取的一系列预防措施，以减少或延缓骨质疏松症的发生。以下是一级预防的具体措施。

（1）健康教育

① 普及知识。通过宣传、讲座、媒体等多种渠道，普及骨质疏松症的相关知识，提高公众对骨质疏松症的认知度。

② 增强意识。使公众了解骨质疏松症的危害性和预防的重要性，增强自我保健意识。

（2）生活方式指导

① 合理饮食。增加钙摄入，多食用富含钙的食物，如牛奶、豆制品、鱼类、坚果等。牛奶、豆制品是良好的钙源，有助于提高骨密度。均衡营养，保持饮食均衡，适量摄入维生素 D、蛋白质等骨代谢所需营养素。维生素 D 有助于促进钙的吸收和利用。避免不良饮食，减少高蛋白和高咖啡因食物的摄入，因为这些食物可能导致体内钙丢失的增加。

② 适量运动，促进骨量增加。适当的运动可以促进骨组织的血液循环和骨量的增加，提高身体的灵敏度和协调性。建议运动类型：散步、慢跑、太极拳、瑜伽等中低强度的有氧运动，以及适当的抗阻运动。

③ 戒烟限酒。吸烟会影响骨代谢，增加骨质疏松症的风险，因此应尽早戒烟。过量饮酒同样对骨骼健康不利，故应控制酒精的摄入量。

④ 避免不良生活习惯。如避免长期卧床、久坐不动等，这些习惯会加速骨量的丢失。

（3）风险人群筛查及危险因素控制

对存在骨折风险因素的老年人群进行定期筛查，如骨密度检测等。针对筛查出的危险因素，采取相应的干预措施，如控制血糖、血脂、血压等。

（4）跌倒风险评估及预防

对老年人群进行跌倒风险评估，识别潜在的跌倒风险因素。针对评估结果，采取相应的预防措施，如改善居家环境、使用辅助器具、加强平衡训练等。

（5）补充钙与维生素 D

对于钙和维生素 D 摄入不足的人群，建议在医生指导下适量补充钙剂和维生素 D 制剂。补充时应遵循医生的建议，避免过量摄入导致的不良反应。

综上所述，骨质疏松的一级预防是一个综合性的过程，需要采用多种措施，以减少或延缓骨质疏松症的发生。

2.2.2　二级预防

骨质疏松的二级预防是针对骨折高风险的老年人群所采取的一系列措施，旨在降低骨折的发生率。这些措施在一级预防的基础上进一步加强，包括规范使用抗骨质疏松药物和康复治疗等。以下是骨质疏松症二级预防的具体措施。

（1）规范使用抗骨质疏松药物

① 药物选择。根据患者的具体情况，选择合适的抗骨质疏松药物。常用的药物包括钙剂、维生素 D、双膦酸盐类药物、雌激素类药物、选择性雌激素受体调节剂等。这些药物可以通过不同的机制增加骨密度、减少骨吸收、促进骨形成，从而降低骨折风险。

② 用药指导。患者应在医生指导下规范用药，注意药物的剂量、用法和疗程。同时，需要定期监测药物的疗效和不良反应，及时调整用药方案。

③ 联合用药。对于病情较重的患者，可能需要联合使用多种抗骨质疏松药物。此时，更应注意药物之间的相互作用和安全性问题。

（2）康复治疗

① 运动疗法。通过适量的负重运动、有氧运动、力量训练和平衡训练等，增强骨骼和肌肉的负荷和稳定性，促进骨形成。根据患者的身体状况和耐受能力制定个性化的运动方案。

② 物理疗法。如超声波治疗、电疗等，可以促进骨骼的血液循环和代谢，有助于改善骨质疏松症状。

③ 生活方式调整。保持良好的生活习惯，如戒烟限酒、避免长时间久坐或久站、保持适当的体重等，有助于减少骨折的风险。

（3）其他措施

① 骨密度监测。定期监测骨密度，了解骨骼健康状况，及时调整治疗方案。

② 跌倒风险评估与预防。对老年人群进行跌倒风险评估，采取相应的预防措施，如改善居家环境、使用辅助器具等，以减少跌倒导致的骨折风险。

③ 治疗原发病。对于患有糖尿病、类风湿关节炎、甲状腺功能亢进症等可能影响骨骼健康的疾病，应积极治疗原发病，减少其对骨骼的负面影响。

综上所述，骨质疏松的二级预防是一个综合性的过程，需要患者、医生和社会多方面的共同努力。通过规范使用抗骨质疏松药物、康复治疗和其他措施的综合应用，可以有效降低骨折的风险，提高患者的生活质量。

2.2.3 三级预防

建议对骨折极高风险人群或新发脆性骨折人群进行骨质疏松症的三级预防，减少骨折及再骨折的发生率，降低伤残及病死率。采取强化管理、手术干预、规范使用强效抗骨质疏松药物（如地舒单抗、唑来膦酸、特立帕肽）及康复治疗等综合措施，以提高患者生活质量和延长预期寿命。以下是具体的三级预防措施。

（1）强化管理

① 定期评估。对骨折极高风险人群或新发脆性骨折人群定期进行骨密度检测和临床评估，以监测病情变化和治疗效果。

② 个性化治疗计划。根据患者的具体情况，制订个性化的治疗计划，包括药物治疗、生活方式干预和康复训练等。

（2）手术干预

① 骨折管理。对于已经发生骨折的患者，及时进行手术修复或采取其他适当的治疗措施，以促进骨折愈合并恢复功能。

② 预防再骨折。在骨折愈合过程中，采取必要的预防措施，如佩戴支具、避免负重等，以降低再骨折的风险。

（3）规范使用强效抗骨质疏松药物

① 药物治疗。评估后使用强效抗骨质疏松药物，如地舒单抗、唑来膦酸、特立帕肽等。这些药物可以通过抑制骨吸收、促进骨形成或同时发挥两种作用来增加骨密度，减少骨折风险。

② 药物选择。根据患者的具体情况和药物特性，选择合适的药物进行治疗。同时，注意药物的副作用和禁忌证，确保用药安全。

（4）康复治疗

① 物理治疗。通过中频电疗、神经肌肉电刺激等物理治疗方法，减轻疼痛，改善关节功能。

② 运动疗法。在专业康复师或医生的指导下，进行适度的体育锻炼，如快走、打太极拳等，以增加肌肉力量、改善平衡能力，从而降低跌倒和骨折的风险。

③ 心理干预。关注患者的心理健康，提供必要的心理支持和干预，以帮助患者更好地应对疾病带来的压力和困扰。

（5）其他措施

① 生活方式干预。继续保持良好的生活习惯，如戒烟、限制酒精摄入、保持均衡的饮食等，特别是要增加富含钙和维生素 D 的食物摄入，以促进骨骼健康。

② 定期随访。定期到医院进行随访检查，以评估治疗效果和病情变化，并根据需要调整治疗方案。

2.3 老年性骨质疏松性骨折危险因素及风险评估

2.3.1 老年性骨质疏松性骨折危险人群分级

2022 年《建立中国老年骨质疏松症三级防控体系专家共识》根据骨质疏松性骨折风险人群判定方法，分为骨折低风险、中风险、高风险及极高风险人群。

（1）骨折低风险人群

骨折低风险人群需满足以下 4 项条件。

① 无脆性骨折史。脆性骨折，又称非外伤性或低能量骨折，是指在未受到明显外力或仅受轻微外力作用下发生的骨折。骨质疏松性骨折低风险人群首先应具备的一个显著特征是无脆性骨折史。这表明该人群的骨骼强度相对较好，能够抵御日常活动中的常规应力，减少因骨质疏松导致的意外骨折风险。

② 无骨质疏松性骨折的临床危险因素。临床危险因素是评估骨质疏松风险的重要因素之一。骨质疏松性骨折低风险人群应无明显的临床危险因素。骨质疏松性骨折的临床危险因素包括但不限于：a. 增龄；b. 女性绝经；c. 脆性骨折史、家族史；d. 体力活动少、阳光照射不足；e. 吸烟、过量饮酒、过量饮用含咖啡因的饮料；f. 钙和/或维生素 D 缺乏；g. 营养失衡、蛋白质摄入过多或不足、高钠饮食；h. 体重过低；i. 影响骨代谢的疾病，包括性腺功能减退症、糖

尿病、甲状腺功能亢进症等多种内分泌系统疾病，以及风湿免疫性疾病、胃肠道疾病、血液系统疾病、神经肌肉疾病、慢性肝肾及心肺疾病等；j.影响骨代谢的药物，包括糖皮质激素、质子泵抑制剂、抗癫痫药物、芳香化酶抑制剂、促性腺激素释放激素类似物、抗病毒药物、噻唑烷二酮类药物和过量甲状腺激素等。这些因素均可能加速骨量丢失，增加骨折风险。

③ DXA 测量的骨密度 T 值≥-1.0SD 或 QCT 骨密度≥120mg/cm^3，骨密度是衡量骨骼强度的重要指标。骨质疏松性骨折低风险人群的骨密度应处于正常范围。这样的骨密度水平有助于维持骨骼的稳定性和韧性，降低骨折风险。

④ 骨折风险评估工具（FRAX$^®$）预测未来 10 年主要部位骨质疏松性骨折概率<10％，其中髋部骨折概率<1.5％。

了解这些特征有助于我们更好地识别骨质疏松性骨折低风险人群，从而为他们提供更加个性化和精准的预防策略，以维护其骨骼健康，降低骨折风险。

（2）骨折中风险人群

无脆性骨折史，存在以下 3 项中的任何 1 项即为骨折中风险人群。

① 有骨质疏松性骨折的临床危险因素 1～3 项。

② DXA 测量的骨密度 T 值为-2.5SD～-1.0SD 或 QCT 测量的骨密度值在 80～120mg/cm^3 之间。

③ FRAX$^®$预测未来 10 年主要部位骨质疏松性骨折概率为 10％～20％，髋部骨折概率为 1.5％～3.0％，这一预测结果有助于医生更准确地评估患者的骨折风险，并据此制定个性化的预防和治疗方案。

识别这类人群并采取有效措施进行干预，对于降低其骨折风险、提高生活质量具有重要意义。因此，建议这类人群定期进行骨密度检测、骨折风险评估，并根据医生的建议采取相应的预防措施，如改善生活方式、合理补充营养、积极治疗慢性疾病和停用或调整影响骨代谢的药物等。

（3）骨折高风险人群

无椎体或髋部脆性骨折史，存在以下 4 项中的任何 1 项即为骨折高风险人群。

① 存在除椎体或髋部以外部位的脆性骨折史。如个体未经历过椎体或髋部的脆性骨折，但如果存在其他部位（如腕部、前臂远端等）脆性骨折史，则表明其骨骼已处于较为脆弱的状态，未来发生其他部位骨折的风险显著增加。

② 有骨质疏松性骨折的临床危险因素 4～5 项。

③ DXA 测量的骨密度 T 值为 $-3.0SD～-2.5SD$，表明个体已患有骨质疏松；或 QCT 测量的骨密度值 $<80mg/cm^3$，同样提示骨骼强度显著降低。

④ FRAX® 预测未来 10 年主要部位（如脊柱、髋部、前臂等）骨质疏松性骨折概率为 $20\%～30\%$ 或髋部骨折概率为 $3.0\%～4.5\%$，这一预测结果强烈提示个体处于高骨折风险状态，需要采取积极的预防措施。

识别这类人群并对其进行个性化的风险评估和干预，对于降低骨折发生率、改善患者生活质量具有重要意义。因此，建议这类人群定期接受骨密度检测和骨折风险评估，并根据评估结果采取相应的预防措施，如改善生活方式、增加钙和维生素 D 的摄入、进行适量的体力活动、治疗慢性疾病和停用或调整影响骨代谢的药物等。同时，医生也应密切关注这些患者的病情变化，及时调整治疗方案，以最大限度地降低骨折风险。

（4）骨折极高风险人群

存在以下 4 项中的任何 1 项即为骨折极高风险人群。

① 发生过椎体或髋部的脆性骨折。椎体或髋部的脆性骨折是骨质疏松症的严重后果，预示着骨骼已处于极度脆弱状态。这些骨折不仅给患者带来极大的痛苦和不便，还显著增加了未来再次骨折的风险。因此，任何曾经历过椎体或髋部脆性骨折的个体都被视为骨折极高风险人群。

② 骨质疏松性骨折的临床危险因素 ≥6 项。

③ DXA 测量的骨密度 T 值 $<-3.0SD$，表明个体已患有严重的骨质疏松，骨骼强度显著降低，极易发生骨折。这一低骨密度值是骨折极高风险的重要标志。

④ FRAX®预测未来 10 年主要部位骨质疏松性骨折概率≥30％或髋部骨折概率≥4.5％，这一预测结果强烈提示个体处于极高的骨折风险之中，需要立即采取干预措施。

这类人群面临着极高的骨折风险，需要得到特别的关注和照顾。为了降低骨折发生率，建议这类人群采取以下措施：首先，接受全面的医疗评估，包括骨密度检测和骨折风险评估；其次，根据评估结果制定个性化的预防和治疗方案，如药物治疗、物理疗法、营养补充等；最后，保持健康的生活方式，包括戒烟限酒、均衡饮食、适量运动等。同时，医疗机构和社区也应加强对这类人群的监测和管理，提供必要的支持和帮助，以共同促进他们的健康和安全。

《原发性骨质疏松症诊疗指南（2022）》提出了骨质疏松症患者及 FRAX® 判定为高风险的患者在用药之前需进行骨折风险的评估，并分为骨折高风险和骨折极高风险。该指南指出，符合骨质疏松症诊断的患者均属于骨折高风险者；骨质疏松症患者如合并以下七条中任意一条者可被评估为骨折极高风险者：

① 近期发生过脆性骨折（特别是 24 个月内发生的脆性骨折）；

② 接受抗骨质疏松症药物治疗期间仍发生骨折；

③ 多发性脆性骨折（包括椎体、髋部、肱骨近端或桡骨远端等）；

④ 正在使用可导致骨骼损害的药物，如高剂量糖皮质激素（泼尼松龙≥7.5mg/d，时间超过 3 个月）等；

⑤ DXA 测量的骨密度 T 值＜－3.0SD；

⑥ 高跌倒风险或伴有慢性疾病导致跌倒史；

⑦ FRAX®计算未来 10 年主要部位骨质疏松性骨折风险＞30％或髋部骨折风险＞4.5％。

对于骨折低风险及中风险的人群，该指南建议采取以预防为主的措施。这些措施包括健康教育和倡导维持骨骼健康的生活方式，例如日常平衡膳食，合理摄取钙、维生素 D 及其他有助于骨骼健康的营养素，避免摄入过多的咖啡因和盐分；适当进行规律运动，如散步、打太极拳等，有助于增强骨密度和肌肉力量，降低跌倒和骨折的风险；保持充足的日照，充足的日照可以促进体内维生素 D 的合成，有助于钙的吸收，从而增强骨骼强度，降低骨折的风险；同时，控制风险因素，如戒烟、减少饮酒等不良习惯，也具有一定的效果。

此外，对于骨质疏松症风险较高的中老年人群，该指南建议定期进行筛查，以便及早发现骨质疏松症及其进展。同时，跌倒风险的评估与预防处理也是重要的一环，尤其是对于那些生活方式较不健康或已有跌倒史的老年人。补充钙和其他营养素是基础预防措施，但对于骨质疏松性骨折中风险人群，可能还需结合一些作用相对温和的干预方式，如补充活性维生素 D 和维生素 K、中医中药治疗及物理治疗等，以延缓骨量丢失，降低未来骨折的风险。

总而言之，在骨质疏松症的治疗中，需根据患者的具体情况制定个性化的治疗方案，考虑其骨折风险、既往治疗效果及伴随疾病等因素，以期达到最佳的治疗效果。

2.3.2 骨质疏松性骨折的危险因素

（1）低骨密度

低骨密度作为骨质疏松的一个重要标志，与骨折风险之间存在着紧密的联系。随着年龄的增长，骨质疏松性骨折的发生率显著上升，而这一现象与骨密度的逐渐降低密不可分。

① 年龄与骨密度的关系。随着年龄的增长，人体的生理功能逐渐衰退，骨骼系统也不例外。研究表明，年龄是影响骨密度的重要因素之一。从 50 岁开始，尤其是女性进入绝经期后，骨密度开始显著下降。这一过程中，骨骼中的有机质和无机质都会减少，导致骨质的整体质量下降，进而增加骨折的风险。

② 低骨密度与骨折风险的关系。低骨密度是骨质疏松性骨折的重要预测因素。当骨密度（BMD）降低到一定基线水平时，骨折的危险性会显著增加。多项研究报告指出，低 BMD 患者中有近一半的人会发生骨折，这充分说明了低骨密度与骨折之间的密切关系。此外，荟萃分析结果显示，低骨密度可以解释约 70％ 的骨折风险，进一步证实了其在骨折发生中的重要作用。

③ 骨密度降低对骨骼结构的影响。骨密度的降低不仅体现在数值上，更重

要的是它对骨骼结构产生了深远的影响。随着骨质的丢失，骨小梁逐渐变细、断裂，骨组织变得疏松、薄弱（图 2-1）。这种结构上的变化导致骨骼的整体力学强度降低，更容易在受到外力作用时发生骨折。特别是绝经后的女性，由于雌激素水平的急剧下降，骨密度降低得更为明显，骨折风险也显著增加。

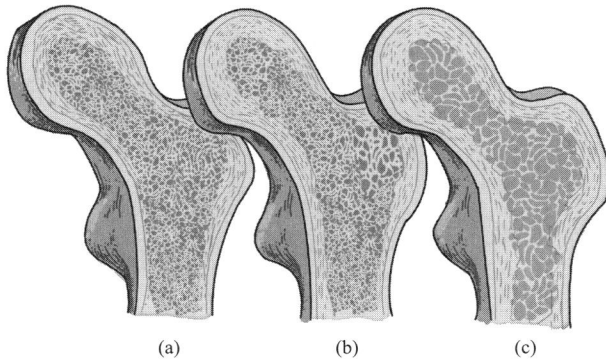

图 2-1　骨质疏松骨小梁示意图

（a）为正常的骨小梁结构，（c）为重度骨质疏松的骨小梁，从（a）到（c）可看到
骨小梁越来越稀疏细小，而骨质疏松的程度也越来越重

④ 骨密度降低与骨折风险的量化关系。研究表明，骨密度的降低与骨折风险之间存在明确的量化关系。以绝经后骨质疏松症患者为例，依据测量部位的不同，骨密度每降低 1 个标准差（SD），骨折风险就会增加 1.5～2.0 倍。这一发现为临床评估和治疗骨质疏松提供了重要的参考依据。

综上所述，低骨密度是骨质疏松性骨折的重要危险因素之一。随着年龄的增长，骨密度的降低会导致骨骼结构的破坏和整体力学强度的下降，从而增加骨折的风险。因此，对于中老年人群特别是绝经后的女性来说，定期进行骨密度检测、积极采取预防和治疗措施、保持健康的生活方式对于降低骨折风险具有重要意义。同时，医疗机构和社区也应加强对这部分人群进行监测和管理，共同促进他们的骨骼健康。

（2）既往脆性骨折史

既往脆性骨折史作为一个重要的预测因素，对于评估个体今后发生骨质疏松性骨折的风险具有重要意义。

① 既往脆性骨折史与骨折风险的关系。多项研究表明，既往脆性骨折史是今后发生骨质疏松性骨折的独立危险因素。具体而言，既往骨折的发生次数与后续骨折的风险呈正相关，即骨折次数越多，未来再次骨折的风险也越大。这一发现强调了预防初次骨折以及管理骨折后康复的重要性，以降低后续骨折的发生风险。

② "迫在眉睫的骨折风险"。患者在初次骨折后 1～2 年内，发生再骨折的风险显著升高，这一时间段内的骨折风险被称为 "迫在眉睫的骨折风险（imminent fracture risk）"。这一概念强调了骨折后早期干预的重要性，包括优化骨骼健康、加强康复训练和预防跌倒等措施，以降低再骨折的风险。研究指出，近期骨折患者较对照人群，其再骨折风险增加 1.7～4.3 倍，这一数据凸显了骨折后早期管理的紧迫性。

③ 骨折风险随时间的变化。虽然骨折后的再骨折风险在初期显著升高，但随着时间的推移，这一风险会逐渐下降并趋于平缓。然而，值得注意的是，即使过了这段高风险期，既往有骨折史的人群的骨折风险仍然高于无骨折史的人群。因此，对于这类人群，长期的骨骼健康管理和监测仍然是必要的。

综上所述，既往脆性骨折史是预测今后发生骨质疏松性骨折风险的重要指标。通过加强预防（通过改善生活方式、增加钙和维生素 D 的摄入、进行适当的体力活动等措施，降低初次骨折的发生风险）、优化康复管理（对于已经发生骨折的患者，应制订个性化的康复计划，包括药物治疗、物理疗法、营养支持等，以促进骨折愈合和恢复功能。同时，加强跌倒预防教育，提高患者的安全意识）和长期监测（对于既往有骨折史的人群，应定期进行骨密度检测和骨折风险评估，以便及时发现和处理潜在的骨骼健康问题）等措施，可以有效降低这类人群的骨折风险，提高他们的生活质量。

（3）跌倒及其危险因素

跌倒是老年人骨折的主要独立危险因素之一，其高发生率及严重的后果不容忽视。在我国，老年人跌倒的发生率在不同地区有所差异，但普遍较高，为10.7%～20.6%。而老年人跌倒后发生骨折的概率更是高达约1/3，这不仅严重影响了老年人的生活质量，还给家庭和社会带来了沉重的负担。导致跌倒的环境因素包括光线昏暗、路面湿滑、地面障碍物、地毯松动、卫生间未安装扶手等；自身因素包括增龄、视觉异常、感觉迟钝、缺乏运动、平衡能力差、步态异常、既往跌倒史、维生素D缺乏或不足、营养不良、肌少症、神经肌肉疾病、心脏病、体位性低血压、抑郁症、精神和认知障碍，以及使用某些药物（如镇静催眠药、抗癫痫药和治疗精神疾病药物）等。

（4）不良生活方式因素

不良生活方式因素确实在骨质疏松性骨折的发病中扮演了重要角色。

① 吸烟。吸烟可降低骨密度的峰值，使老年后骨质疏松症和骨折的发生率增加。

② 过量饮酒。长期大量饮酒会抑制钙质的吸收，并直接导致骨质的破坏，从而容易引发骨质疏松。对于长期大量饮酒的患者，如果出现周身的明显乏力或骨性疼痛，应及早就医检查是否存在骨质疏松。

③ 缺乏运动。缺乏负重运动不利于骨沉积，反而会增加骨丢失。运动对骨骼有刺激作用，能促进骨组织的新陈代谢，提高骨密度。适量进行有规律的运动，如跑步、跳舞、举重、网球、排球等，有助于预防骨质疏松。老年人可以选择太极拳、五禽戏等动作较为舒缓的运动。

④ 饮食中的钙和维生素D不足。钙是骨骼的主要成分，维生素D则有助于钙的吸收。饮食中缺乏这些营养素会导致骨骼质量下降，增加骨折风险。可增加富含钙和维生素D的食物摄入，如牛奶、鱼类、豆类等。同时，可以考虑适量补充钙剂和维生素D制剂。

⑤ 缺乏日照。阳光是维生素D的重要来源之一。缺乏日照会导致体内维生

素 D 合成不足，进而影响钙的吸收和利用。适量增加户外活动时间，让身体充分接触阳光，促进维生素 D 的合成。

为了预防骨质疏松性骨折的发生，我们应该积极改变这些不良生活习惯，保持健康的生活方式。

（5）其他

除上述危险因素外，可引起骨质疏松症的危险因素均为骨折危险因素。糖皮质激素作为独立于骨密度外的预测骨质疏松性骨折风险的因素，其影响不容忽视。糖皮质激素对多种炎症性、过敏性、免疫性以及恶性疾病的治疗均显示出显著疗效。然而，这种疗效的获得往往伴随着一定的副作用。长期使用糖皮质激素会引起明显的骨丢失，导致骨质疏松和骨折的发生。这种骨质疏松被称为糖皮质激素性骨质疏松症（GIOP）。研究表明，接受长疗程糖皮质激素治疗的患者中，超过 10% 的患者曾发生过骨折，其中 30%～40% 的患者存在椎骨骨折。而且，患者年龄越大、用药剂量越高、治疗时间越长，发生骨折的风险越大。虽然骨密度是评估骨质疏松和骨折风险的重要指标，但糖皮质激素的使用却是一个独立于骨密度之外的重要风险因素。这意味着，即使骨密度检测结果显示正常，长期使用糖皮质激素的患者仍然面临着较高的骨折风险。为了有效预防和治疗 GIOP，需要对接受糖皮质激素治疗的患者进行骨折风险评估。初次评估应在开始治疗的 6 个月内进行，随后每 12 个月进行一次再评估。评估内容包括患者的年龄、性别、用药剂量、治疗时间等因素。针对糖皮质激素引起的骨质疏松，预防措施包括补充钙和维生素 D、进行适量的负重运动、避免吸烟和过量饮酒等。此外，对于骨折风险较高的患者，还需要考虑使用抗骨质疏松药物进行治疗。同时，对于已经发生骨质疏松性骨折的患者，应积极治疗以改善骨骼健康和生活质量。

我国流行病学调查显示，40 岁以上人群中，低股骨颈骨密度、超重、饮酒、长程使用糖皮质激素（>3 个月）、从坐位到站立时长增加均是骨质疏松性骨折的危险因素；而高龄、体力活动少、握力低、腰痛和 Sharpened Romberg 测试阳性也是椎体骨折的危险因素。

2.3.3　老年性骨质疏松性骨折风险评估

（1）　FRAX® 评估方法

骨折风险评估工具（FRAX®）是由世界卫生组织（WHO）推荐的一个标准化工具，用于评估患者在未来 10 年内主要部位发生骨质疏松性骨折（包括椎体、前臂、髋部或肱骨近端骨折）的风险。作为一个全球广泛应用的骨折风险评估工具，FRAX® 由 Dr. John A Kanis 及其团队研究开发，旨在通过结合多个临床参数来提供精准的骨折风险评估，从而帮助医生和患者制定更为有效的防治措施。

FRAX® 的核心计算参数主要包括临床危险因素和（或）股骨颈骨密度，这使得它在实际应用中既具有灵活性，又能提供可靠的风险预测（表 2-1）。该工具尤其适用于 40～90 岁的人群，涵盖了骨质疏松症和骨折发生风险显著增加的年龄段。通过分析个体的临床危险因素，FRAX® 能够预测未来 10 年内发生骨折的概率，帮助医生为患者量身定制预防和治疗方案。

表 2-1　FRAX® 老年性骨质疏松性骨折风险评估主要危险因素一览表

年龄	测评模型范围为 40～90 岁年龄的群体。如果输入年龄低于 40 岁,程序将按 40 岁计算概率。如果输入年龄高于 90 岁,则按 90 岁来计算概率
性别	男性或女性
体重	单位:kg
身高	单位:cm
既往骨折史	既往骨折,精确表示成年后自然发生的骨折,或者因为外伤而引发的在骨质健康的个体内不应发生的骨折。请填写"是"或"无"
父母髋骨骨折	此问题需要询问患者父母是否有髋骨骨折史。请填写"是"或"无"
目前抽烟行为	根据患者目前有无抽烟来填写"是"或"否"

肾上腺皮质激素的服用	如果患者目前正口服肾上腺皮质激素,或曾经口服肾上腺皮质激素超过3个月,并且每日波尼松龙剂量为5mg或以上(或同等剂量的其他肾上腺皮质激素),输入"是"。否则填"无"
风湿性关节炎	如果患者被确诊风湿性关节炎,输入"是"。否则填"无"
继发性骨质疏松症	如果患者罹患与骨质疏松紧密相关的疾病[这些疾病包括1型糖尿病、成年成骨不全症、未治疗的长期甲状腺功能亢进症、性腺功能减退或过早绝经(小于45岁)、慢性营养不良或吸收不良以及慢性肝病],输入"是"。否则填"无"
每日酒精摄取量达3个单位或以上	如果患者每日摄取酒精量达3个单位或以上,则输入"是"。否则填"无"。酒精单位量会因各国定量标准有所不同,范围从8g至10g不等,相当于一杯标准啤酒(285ml)、一个量度烈酒(30ml)、一个中杯葡萄酒(120ml),或者一个量度的开胃酒(60ml)
骨密度(BMD)	请选择所使用的双能X射线吸收测定仪的机型,然后输入实际股骨颈BMD(单位:g/cm^3)。如果患者并未接受任何BMD检测,则此栏留空不填(由俄勒冈骨质疏松研究中心提供)

FRAX®工具的使用过程非常简便,用户只需访问 FRAX® 官方网站即可访问该工具的在线问卷(问卷界面如图 2-2 所示)。临床医生通过在问卷中输入患者的相关信息,如年龄、性别、体重、身高、既往骨折史、家族骨折史、相关生活习惯以及骨密度数据等,系统将自动计算并生成该患者未来 10 年发生髋部骨折及其他主要部位骨质疏松性骨折的风险评估数据。截至 2023 年 2 月,FRAX®工具已经在全球 78 个国家得到应用,并根据不同国家或地区的特定人口数据和医学标准,开发了 86 种适应当地情况的模型。这些模型根据不同人群的特点,调整了评估算法,以提供更精确的风险评估结果。该网站具有设计直观、用户界面友好、支持多种语言版本等优点,能够满足全球范围内不同地区和语言的使用需求,方便医生、研究人员以及患者本人进行操作。

简单的操作不可避免地伴随着一些缺点,由于 FRAX®工具的设计主要依赖于问卷中提供的二元选择,即对大多数问题只能提供"是"或"否"的回答,因此对某些依赖于数量或剂量的风险因素可能无法及时充分捕捉和量化。例如,对

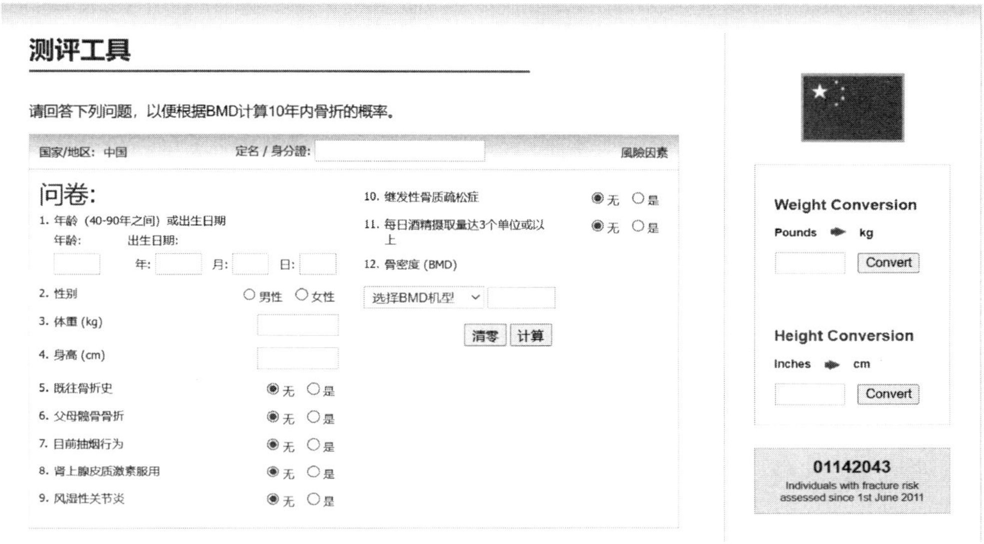

图 2-2　FRAX® 问卷测评工具

于长期使用糖皮质激素的患者，FRAX® 无法精确评估药物使用的剂量和持续时间对骨折风险的影响，这可能导致风险评估结果的偏差。在 M. Schini、H. Johansson 等人的综述中，对这一局限性进行了深入探讨。他们指出，FRAX® 在处理复杂的风险因素时，未能充分考虑剂量依赖性因素，如药物剂量的大小、吸烟量的多少或饮酒的频率等。这些因素的影响可能具有显著的累积效应，然而在 FRAX® 的评估中，相关信息往往仅被简化为"是"或"无"，从而无法全面反映患者的真实风险。为此，研究者提出了一些改进方法，建议在未来的 FRAX® 版本中引入更加细化的评估机制，以捕捉这些数量和剂量依赖性因素的影响，提升评估的精准度。同时，《原发性骨质疏松症诊疗指南（2022）》也提到，尽管 FRAX® 在全球范围内广泛应用，但由于我国骨质疏松性骨折的发病率及其影响因素的大样本流行病学研究相对较少，目前 FRAX® 在我国人群中的预测结果可能存在低估骨折风险的情况。因此，尽管 FRAX® 作为当前主流的骨折风险评估工具，为全球骨质疏松症的预防和治疗提供了重要支持，但其在某些方面仍有待完善。

（2） Garvan Fracture Risk Calculator 评估方法

Garvan Fracture Risk Calculator 是由澳大利亚悉尼大学 Garvan 研究所开发的众多工具之一，专门用于评估未来骨折风险。用户可以通过访问官方网站直接找到并使用该工具（问卷界面如图 2-3 所示）。尽管其构成较为简单，但它在骨折风险评估中的作用不可小觑。

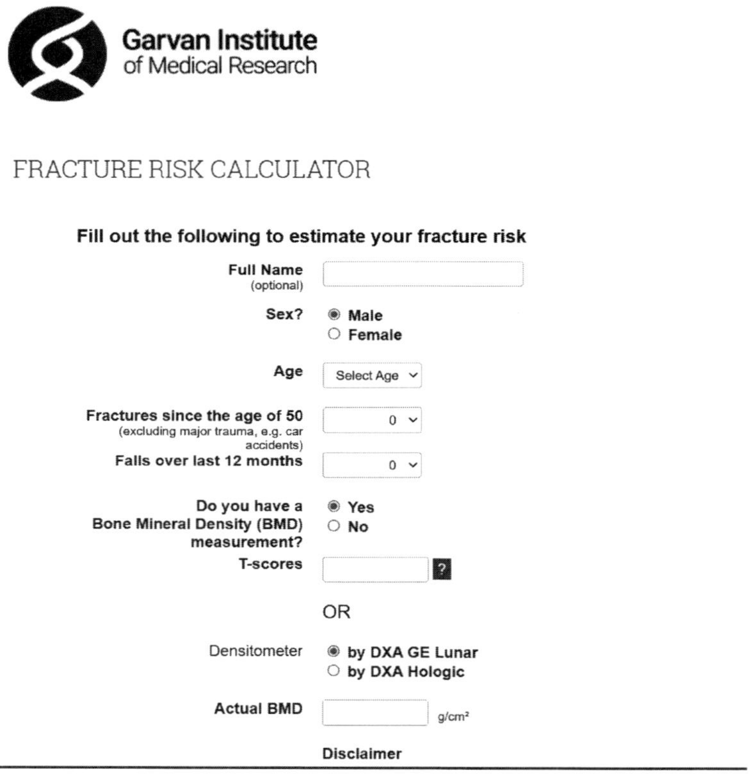

图 2-3 Garvan Fracture Risk Calculator 操作界面

和 FRAX®一样，Garvan Fracture Risk Calculator 也提供了用户在计算中是否包含骨密度（BMD）值的选项。这一灵活性使得其在不同的临床环境下能够适应不同的数据。不过，与 FRAX®相比，Garvan Fracture Risk Calculator 有其独特的特点，尤其是在危险因子的选择上。Garvan 工具不仅提及了摔倒的病史，还特别关注了摔倒的次数以及患者既往骨折的次数。这些因素被认为是预测未来骨折风险的关键变量，但在 FRAX® 中却没有详细考虑。

然而，Garvan Fracture Risk Calculator 的局限性也显而易见。由于其危险因子数目相对较少，得出的风险评估结果可能不如 FRAX® 那样全面和精确。FRAX® 工具通过涵盖更广泛的危险因子，如长期使用糖皮质激素、家族骨折史、吸烟饮酒习惯等，可以提供更为细致的风险预测。相比之下，Garvan 工具的简化模型在捕捉复杂临床背景中的多重风险因素方面可能显得力不从心。此外，Garvan Fracture Risk Calculator 的评估模型覆盖的人群范围为 50～96 岁，这一范围虽然涵盖了大部分中老年人群，但相较于 FRAX® 覆盖的 40～90 岁人群，覆盖范围略显局限。这意味着 Garvan 工具在评估更年轻（低于 50 岁）患者的骨折风险时，可能不如 FRAX® 适用。同时，Garvan Fracture Risk Calculator 主要基于澳大利亚人群的特征进行校准，缺乏全球化的适用性。这种局限性导致其在其他地区或不同种族群体中的预测准确性可能受到影响。

（3） QFracture 评估方法

QFracture 是一种专门用于评估患者骨折风险的计算机程序，由 Hippisley-Cox 等研究者基于英国的两个大型初级保健数据库开发。自问世以来，QFracture 已成为一种重要的骨折风险预测工具，目前广泛使用的版本为 QFracture 2016。该工具的评估方法非常全面，考虑了多种可能影响骨折风险的因素，如患者的年龄、性别、体重指数（BMI）、吸烟状况、酗酒习惯、糖尿病等。此外，QFracture 的操作十分简便，用户只需访问 QFracture 官方网站即可直接打开并使用该工具进行风险评估（问卷界面如图 2-4 所示）。

由于是一个计算机程序，QFracture 在危险因子的涵盖范围上明显优于 FRAX® 和 Garvan Fracture Risk Calculator。其危险因子的数量更为丰富，除常见的危险因子如年龄、性别、BMI、吸烟和酗酒习惯等外，QFracture 还特别考虑了一些严重的慢性疾病对骨折风险的影响，如糖尿病、癌症、哮喘、帕金森病、慢性肾病等疾病，这些疾病不仅会影响患者的整体健康状况，还会对骨密度

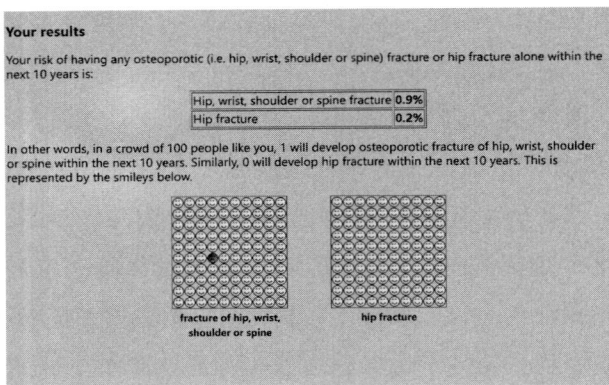

图 2-4　QFracture 操作界面

和骨骼健康产生负面影响。此外，QFracture 还将日常是否使用药物纳入危险因子，这一特点进一步增强了风险评估的全面性，使其能够更全面地反映出患者的健康状况和生活习惯，从而提供更为精确的骨折风险评估。与 FRAX® 和 Garvan 工具相比，QFracture 的评估模型覆盖的人群范围也更广，适用于 33～99 岁的各类成人群体。这使得 QFracture 不仅能评估中老年人群的骨折风险，还能有效评估更年轻的成人患者，从而为更广泛的医疗群体提供帮助。

　　值得注意的是，尽管 QFracture 模型在英国已被应用，但由于该模型尚未取得其他国家相关的流行病学数据用于模型校正，因此其在其他国家和地区的适用性仍然有限。这一限制使得该模型在其他国家的应用效果和准确性尚未经过充分验证。因此，在不同的地区使用 QFracture 时，需要谨慎考虑地域性差异和流行病学特征。

　　以上为现阶段临床主流的三种风险评估方式，三者各有利弊，但值得注意的是，目前中国尚未有基于高质量骨质疏松及骨质疏松性骨折流行病学数据的权威风险评估工具。张蕊、刘硕子等人发表的《骨质疏松性骨折风险评估方法研究进

老年性骨质疏松症的综合治疗（配视频讲解）

展》中提到，国内多采用 FRAX® 工具的中国版或中国香港版进行骨折风险评估。然而，这两个版本的 FRAX® 在中国内地尚缺乏大规模、有代表性的人群验证，可能会在一定程度上影响其风险评估的准确性和可靠性。

2.4 老年性骨质疏松症的饮食和营养干预

均衡的饮食对骨骼发育和一般健康至关重要。老年妇女特别容易出现营养不良，多因食欲减退、吸收不良、并发疾病和节食史所致。体重和 BMI 与骨密度呈正相关，与骨质疏松症和骨折发生率呈负相关。体重过轻的女性发生骨折的风险很高，而超重的女性则很少受到骨质疏松症的影响。这是因为体重的增加增强了骨骼，而脂肪细胞产生的雌激素代谢物进一步保护骨骼免受骨质疏松症的影响。神经性厌食症的患者特别容易发展为骨质疏松症。可通过亚洲人骨质疏松症自我筛查工具（图 2-5）进行风险评估。在骨质疏松症中，最重要的饮食因素是蛋白质、钙和维生素 D。

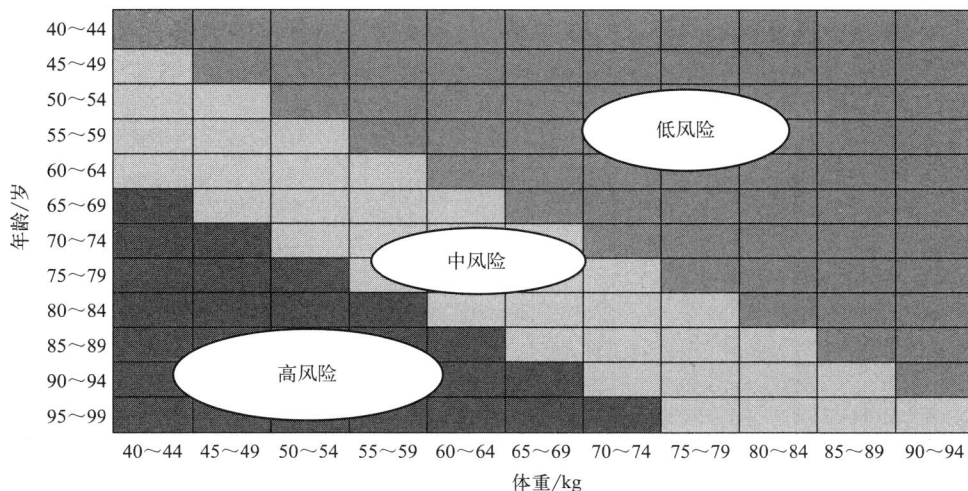

图 2-5　亚洲人骨质疏松症自我筛查工具

2.4.1 蛋白质

蛋白质-能量营养不良是老年人最常见的营养缺乏症。随着年龄增长，人体会发生一系列生理变化，如体重逐渐减轻、体力活动水平下降，这些变化导致老年人的能量需求降低。然而，值得注意的是，虽然其能量需求减少，但对大多数营养素的需求并未相应降低，尤其是对蛋白质的需求反而有所增加。

蛋白质摄入不足可能通过多种机制增加骨质疏松性骨折的风险。长期蛋白质摄入不足可能影响峰值骨量的达成，并加速衰老过程中的骨量流失；导致肌肉功能下降，表现为肌力减弱、运动协调性降低和保护性反应时间延长，增加跌倒风险；导致软组织厚度不足，降低其对骨骼的缓冲作用，增加骨质疏松骨骼承受的机械负荷。

为预防蛋白质-能量营养不良及其相关健康风险，根据 2022 年版《中国居民膳食指南》的建议，成年人（18 岁以上）的蛋白质推荐摄入量为男性每日 65g，女性每日 55g。对于日常进行抗阻训练的老年人，蛋白质摄入量可适当提高一点。

因此，我们建议老年人采取以下膳食策略：保证每日蛋白质摄入量达到每千克体重 1.0～1.2g，可每日摄入动物性食物 120～150g、每日饮用 300～400ml 牛奶或等量蛋白质的奶制品，结合抗阻训练。同时老年人应保持均衡膳食、适量运动，以促进身体健康。

2.4.2 钙

钙在十二指肠通过 1,25-二羟维生素 D_3 主动吸收，也可在远端肠内被动吸收。其吸收的效率随着年龄的增长而下降，因此钙的摄入量必须随着年龄增长而增加，以避免缺乏。超过 20 项随机对照试验研究了钙摄入量对绝经后骨质疏松症的影响。大多数研究发现，补充钙与骨密度增加约 1% 有关。骨密度的增加通常在一个或多个骨骼部位显著，补充钙的益处在绝经后期比围绝经期更明显。许多研究表明，补充钙剂对骨密度的影响在治疗的第一年最大，特别是在松质骨占主导地位的部位。而第一年后对骨密度的残余影响约为 0.25%，如果影响持续 30 年，累积效益约为 7.5%。最近一项报告骨折发生率的随机对照试验的荟萃分析发现，补充钙与椎体骨折的相对风险（RR）为 0.77，与非椎体骨折的相对风险为 0.86。另外，一项大型国际病例对照研究发现，接受钙补充剂（RR 0.75）的患者髋部骨折发生率较低。

充足的钙摄入对获得理想峰值骨量、缓解骨丢失、改善骨矿化和维护骨骼健康有益。最近发布的中国居民膳食营养素参考摄入量为：中国居民中青年推荐每日钙摄入量为 800mg（元素钙），50 岁以上中老年、妊娠中晚期及哺乳期人群推荐每日钙摄入量为 1000mg，可耐受的最高摄入量为 2000mg。尽可能通过膳食摄入充足的钙，饮食中钙摄入不足时，可给予钙剂补充。每日钙摄入量应是膳食和钙补充剂中的钙元素总量，营养调查显示我国居民每日膳食约摄入钙元素 400mg，故尚需补充钙元素 500～600mg/d。钙剂选择需考虑钙元素含量、安全性和有效性，以及其吸收率和可能的副作用，对于有高钙血症和高钙尿症的患者，应避免补充钙剂（见表 2-2）。补充钙剂需适量，超大剂量补充可能增加肾结石和心血管疾病的风险。目前尚无充分证据表明单纯补钙可以替代其他抗骨质疏松症药物治疗。因此，在骨质疏松症的防治中，钙剂应与其他药物联合使用。

表 2-2　老年性骨质疏松症患者钙制剂补充的建议

钙剂	常见钙制剂	含钙量	用法用量	解释
碳酸钙	碳酸钙 D_3 片、碳酸钙 D_3 颗粒	600mg/片、500mg/袋	口服，每次 1 片（粒），1～2 次/d	碳酸钙中含钙量高、吸收率高、易溶于胃酸，不良反应为上腹不适和便秘等。如碳酸钙 D_3 片含有甘露醇，有助于改善钙剂导致的便秘，老年性骨质疏松症患者特别是卧床患者补充碳酸钙剂时要考虑便秘、咀嚼吞咽情况、口感及依从性。肾结石患者不建议补充碳酸钙，可能会造成高钙血症、高钙尿症，导致新的肾结石，或原有肾结石增大，不利于患者的治疗

钙剂	常见钙制剂	含钙量	用法用量	解释
醋酸钙	醋酸钙胶囊	152.1mg/粒	口服，每次2粒，1~2次/d	醋酸钙吸收率较高，服用后不消耗胃酸，对胃刺激性小，不易便秘，可用于老年肾脏病患者
枸橼酸钙	枸橼酸钙片	100mg/片	口服，每次1~2片，3次/d	具有崩解速度快、生物利用度高、不良反应少的优点，在骨质疏松症的预防和治疗方面具有良好的应用前景
乳酸钙	乳酸钙片	32.5mg/片	口服，每次2~4片，2~3次/d	用于预防和治疗钙缺乏症，不良反应为便秘等
葡萄糖酸钙	葡萄糖酸钙片	45mg/片	口服，每次1~4片，3次/d	吸收率较低，可能引起恶心、便秘和消化不良等

2.4.3　维生素 D

维生素 D 缺乏会导致并加重骨量减少或骨质疏松。补充维生素 D 或联合补充钙是一种比较经济的防治维生素 D 缺乏和骨质疏松的方法。维生素 D_3（胆钙化醇）是由于紫外线的作用而在皮肤中产生的，这一过程的效率随着年龄和皮肤色素沉着而降低。事实上，维生素 D 缺乏在老年人中很常见，主要是因为阳光照射减少。对于 51~70 岁的女性，每日推荐摄入量为 600IU；对于健康的年轻人（50 岁以下），每日推荐摄入量为 400IU。此外，老年人（65 岁以上）由于皮肤合成维生素 D 的能力下降，且肾脏将维生素 D 转化为活性形式的能力减弱，因此更容易出现维生素 D 缺乏。为维持骨骼健康，推荐这个年龄段的老年人每日摄入 800IU 的维生素 D。

充足的维生素 D 可增加肠钙吸收、促进骨骼矿化、保持肌力、改善平衡和降低跌倒风险等。维生素 D 不足还可导致继发性甲状旁腺功能亢进症，增加骨吸收，从而引起或加重骨质疏松症。首先建议高风险人群接受充足的阳光照射。对于维生素 D 缺乏或不足者，应给予维生素 D 补充剂。

对于存在维生素 D 缺乏危险因素的人群，有条件时应监测血清 25-羟基维生素 D$_3$ 和甲状旁腺激素（PTH）水平以指导维生素 D 的补充。为维持骨健康，建议血清 25-羟基维生素 D$_3$ 水平保持在 20ng/mL 以上。对于骨质疏松症患者，尤其在骨质疏松症药物治疗期间，血清 25-羟基维生素 D$_3$ 水平如能长期维持在 30ng/mL 以上，则更为理想，但要注意当 25-羟基维生素 D$_3$ 水平超过 150ng/mL 时有可能出现高钙血症。维生素 D 缺乏或不足者可首先尝试每日口服维生素 D$_3$ 1000～2000IU，对于存在肠道吸收不良或依从性较差的患者，可考虑使用维生素 D 肌内注射制剂。开始补充维生素 D 后 2～3 个月时检测血清 25-羟基维生素 D$_3$ 水平，如上述补充剂量仍然不能使 25-羟基维生素 D$_3$ 水平达到 30ng/mL 以上，可适当增加补充剂量。肥胖患者通常需要较大剂量。无论是维生素 D$_2$ 还是维生素 D$_3$ 补充剂均能等效地提升体内 25-羟基维生素 D$_3$ 的水平。使用活性维生素 D 或其类似物并不能纠正维生素 D 缺乏或不足；同时，不建议单次口服超大剂量普通维生素 D 进行补充。

2.5 老年性骨质疏松症的运动干预

2.5.1 运动对骨质疏松症的防治作用

身体活动不足是骨质疏松症的重要危险因素，而适宜的运动则可以有效促进骨生成、延缓骨质流失，从而起到防治骨质疏松的作用。因此，对于所有人群来说，保持足够的身体活动都是维护骨骼健康的重要措施之一。对于已经患有骨质疏松症或存在高风险的人群来说，更应该在医生的指导下进行合理的运动锻炼以改善病情。

对于年轻或卧床不起的患者，身体活动的缺乏会导致骨量迅速减少。例如，卧床不起的患者可能在短时间内（如几个月）失去高达 30% 的骨量，而恢复这些骨量则需要更长的时间（数年）。这一数据直观地展示了身体活动对维持骨量的重要性。即使是局部的身体活动限制，如手臂因手腕骨折而用石膏固定 3 周，也会导致该部位的骨骼密度显著减少（约 6％）。这表明即使是短时间的活动限制也会对骨骼健康产生不利影响。

鉴于运动在防治骨质疏松症中的重要作用，世界卫生组织（WHO）已将运动列为骨质疏松非药物治疗的重要手段之一。这进一步强调了运动在骨质疏松症管理中的重要性。

推荐老年性骨质疏松症患者遵循个体化（运动方式、频率、时间及强度）、量力而行、循序渐进的原则，有规律地进行一些中、低强度的多元化运动（有氧运动、肌肉强化、平衡训练等），以现有功能的适度提高为目的。身体条件允许的情况下，定期进行一些负重运动来增强肌肉强度和预防跌倒。建议老年性骨质疏松症患者每周至少进行 150～300min 中等强度运动。老年性骨质疏松症患者多合并下肢骨关节炎，不建议进行下蹲、登楼梯、爬山等运动，避免弯腰、扭腰等过度运动或不恰当运动带来的副损伤。

有规律的体育锻炼可以提高肌肉力量、平衡性、敏捷性、协调性。一生中定期的负重和阻力运动对于最大限度地达到峰值骨量和防止骨流失非常重要。许多研究表明，骨密度与运动水平呈正相关；然而，目前尚不清楚是身体属性决定了活动水平，还是活动水平决定了骨密度。此外，运动对骨折风险的影响尚不清楚。最近一项对 18 项随机对照试验的荟萃分析得出结论，运动疗法，特别是负重运动，对增加绝经后骨质疏松症妇女的腰椎和髋关节骨密度是有效的。但运动对手腕骨密度的影响尚不确定。

2.5.2　不同强度的运动对于骨密度的改善作用

（1）高强度运动

研究显示，与中低强度运动相比，高强度运动与更高的骨密度相关，特别有助于增加腰椎的骨密度，这可能是因为腰椎是承受身体重量和进行日常活动的重要部位，因此更容易受到高强度运动的刺激。这表明，增加运动强度可以更有效地刺激骨骼的生长和骨密度的增加。然而，需要注意的是，高强度运动可能对某些人群（如老年人或存在其他健康问题的人）来说不太适合，因此应根据个人情况进行调整。

（2）中低强度运动

虽然不如高强度运动效果显著，但中低强度运动仍然对骨密度有积极影响。特别是，它们可以增加股骨颈的骨密度。这表明，即使是日常生活中的轻度活动，如散步、慢跑或轻度家务劳动，也有助于维护骨骼健康。

（3）阻力与冲击训练结合

阻力训练（如重量训练）与冲击训练（如跑步、跳跃）相结合，被认为是脊柱和髋关节最有效的成骨刺激。这种组合运动可以全面地刺激骨骼生长，提高骨密度。

2.5.3 运动方式

（1）联合运动干预

对于绝经后妇女来说，联合运动干预（即多种运动方式的组合）在保护腰椎、股骨颈、全髋关节和全身骨密度方面表现出色。这可能是因为不同的运动方式可以针对骨骼的不同部位进行刺激，从而实现更全面的骨骼健康保护。鼓励进行多元身体活动，包括有氧运动、肌肉强化和平衡训练活动。需注意的是，无论是户外还是居家活动，都要量力而行，应根据自身健康水平，决定身体活动的努力程度。当由于慢性病不能每周进行150min中等强度的有氧运动时，应尽其能力和条件进行身体活动。

（2）运动类型

增强骨骼强度的负重运动，包括散步、慢跑、瑜伽、跳舞和打乒乓球等活动；增强肌肉功能的运动，包括重量训练和其他抵抗性运动。建议采用太极拳、八段锦和五禽戏等传统运动方式来缓解疼痛、增强肌力、改善步态和增强肢体功能。推荐骨质疏松性骨折患者根据自身情况选择改良或简化版功法，运动量需因人而异，若出现不适或发生其他疾病时，应立即停止锻炼。

既往研究表明，太极拳、八段锦和五禽戏等低强度运动能有效改善骨质疏松，增强肌肉强度和预防跌倒。研究发现，与空白对照组、常规对照组相比，太极拳可增加骨密度。另一项研究发现，五禽戏和八段锦可增加受试者的腰椎骨密度和股骨颈骨密度。五禽戏联合抗骨质疏松药物对股骨骨密度有较好提升疗效，可有效缓解患者疼痛。

综上所述，选择合适的运动强度、方式和类型对于防治骨质疏松症至关重要。个体应根据自己的年龄、健康状况和运动能力来制订合适的运动计划，并在必要时咨询专业医生或健身教练的建议。

2.6 老年性骨质疏松症的生活方式指导

2.6.1 戒烟

香烟中的尼古丁能抑制钙、磷吸收，可降低绝经前妇女血液中雌激素的含量，使绝经提早出现。应该鼓励老年人戒烟，因为它通过多种机制降低骨密度，包括减少峰值骨量、提前绝经、减轻体重和增强外源性雌激素的代谢分解。吸烟女性的髋部骨折风险显著增加，尤其是高剂量吸烟者，而在戒烟≥10年后其风险显著下降。术前戒烟的患者，术后并发症的总体风险较低。

2.6.2 戒酒

（1）长期饮酒对骨代谢的影响

长期喝酒会显著影响骨骼的代谢过程，表现为抑制骨形成（即新骨生成的过程）和促进骨吸收（即旧骨被分解和重新吸收的过程）。这种不平衡的状态最终导致骨量丢失，增加骨质疏松症的风险。

（2）性别与骨量丢失

喝酒多是男性和绝经后女性骨量丢失及骨质疏松的重要因素。这可能与男性和绝经后女性在骨骼代谢上的特殊生理变化有关，加之酒精的负面影响，进一步加剧了骨量流失的情况。

（3）酒精对维生素 D 的影响

酒精摄入可影响钙与维生素 D 的摄取及维生素 D 的活化。维生素 D 在骨骼健康中起着关键作用，有助于钙的吸收和骨骼的矿化。因此，酒精对维生素 D 的干扰进一步损害了骨骼健康。

酒精性骨质疏松症常伴有骨小梁断裂现象，这表明骨骼的微观结构已受到严重破坏，使骨骼更加脆弱，容易发生骨折。

2.6.3　充足的日照

首先，维生素 D 是一种对人体健康至关重要的营养素，它在钙的吸收和骨骼健康中扮演着关键角色。而皮肤在日光照射下，特别是受到紫外线的作用，能够产生这种宝贵的维生素。具体来说，皮肤中的 7-脱氢胆固醇在紫外线的作用下会转化为维生素 D_3，这是维生素 D 在人体内的一种重要形式。随后，维生素 D_3 会在体内经过一系列的生化反应，主要是羟化过程，转化为 25-羟基维生素 D_3。这种转化后的维生素 D_3 具有更强的生物活性，能够显著促进肠道对钙元素的吸收。钙是构成骨骼的主要成分，因此，维生素 D 的这种作用对于维持骨骼健康、预防骨质疏松等具有重要意义。

为了充分利用日光浴的益处，我们应该让皮肤直接暴露在阳光下并接受足够的紫外线照射。然而，这也需要注意一些安全事项。一方面，为了促进维生素 D 的合成，我们应避免在晒太阳时涂抹防晒霜，因为防晒霜会阻挡紫外线对皮肤的照射，从而降低维生素 D 的产生效率。另一方面，为了防止强烈的阳光照射灼伤皮肤，我们也需要合理安排晒太阳的时间和强度，避免长时间暴露在烈日下。

2.6.4　避免过量饮用咖啡及碳酸饮料

首先，咖啡因和磷酸盐是咖啡和碳酸饮料中常见的成分，它们对钙的吸收和利用有负面影响。咖啡因能够增加尿钙的排泄，从而降低体内钙的保留量；而磷酸盐则可能与钙结合形成难溶的磷酸钙盐，减少肠道对钙的吸收。因此，长期大量摄入含咖啡因和磷酸盐的饮品可能会增加骨质疏松症的风险。因此，减少咖啡和碳酸饮料的摄入也是预防骨质疏松症的重要措施。

2.7　老年性骨质疏松症的防跌倒措施

跌倒已成为我国 65 岁以上老年人因伤致死的首位原因，老年妇女跌倒的风险明显高于同龄男性；同样，住在养老院的人跌倒的可能性是住在社区里的人的 3 倍左右。每年约有 1/3 的 65 岁以上社区居民会发生跌倒，并且随着年龄的增长而增加。跌倒除造成身体损伤，还会引起老年人心理障碍，对摔倒产生持续性的心理恐惧，限制自己的行动，进一步增加跌倒的风险，形成恶性循环。预防跌倒是降低骨折发生率、致残率和致死率的重要举措。当由于创伤或日常生活活动，骨骼负荷超过骨骼的断裂强度时，就会发生骨折。跌倒是创伤性骨质疏松性骨折最常见的原因。然而，幸运的是，只有少数人跌倒会导致骨折。骨折的可能性取决于许多因素，包括跌倒的方向、人的体重、骨上软组织的数量和骨密度。苏格兰校际指南网络（Scottish Intercollegiate Guidelines Network，SIGN）于 2021 发布的骨质疏松管理和脆性骨折预防指南和英国国家骨质疏松症指南工作组（the National Osteoporosis Guideline Group，NOGG）2020 年发布的骨质疏松症预防和治疗临床指南均建议：对于所有骨质疏松症和脆性骨折患者都应进行跌倒评估，对有风险的患者应提供改善平衡和/或包含综合运动方案的运动方案。

2.7.1　降低跌倒风险的措施

（1）降低跌倒风险的干预措施

首先，应对老年人进行全面的跌倒风险评估，包括病史询问、体格检查和功能评估。其次，制订个性化的干预计划，涵盖药物调整、环境改造和运动训练等。例如，对于有视力问题的老年人，建议定期进行眼科检查并佩戴合适的眼镜；对于有足部问题的患者，建议使用合适的鞋具。此外，健康教育也是重要的一环，向老年人及其家属普及跌倒的危害和预防措施，提高他们的风险意识。通过多学科团队的合作，包括医生、护士、物理治疗师和职业治疗师等，可以更有效地实施干预措施，显著降低跌倒风险。

（2）药物评估

药物评估是降低跌倒风险的关键步骤。许多药物，如镇静剂、抗抑郁药、抗高血压药和抗胆碱能药物，可能增加跌倒风险。因此，应定期评估老年人的用药情况，尽量减少不必要的药物，尤其是高风险的药物。对于必须使用的药物，应调整剂量或选择副作用较小的替代药物。例如，对于使用镇静剂的老年人，可以考虑减少剂量或改用非药物治疗失眠。此外，药师和医生的合作至关重要，通过药物调整和患者教育，帮助老年人正确用药，避免药物相互作用和不良反应，从而降低跌倒风险。

（3）体位性低血压的干预

体位性低血压是老年人跌倒的常见原因之一。其干预措施包括生活方式调整和药物治疗。首先，建议老年人在起床或改变体位时动作缓慢，避免突然站立。其次，增加水和盐的摄入（在医生指导下）有助于维持血容量，减少低血压的发生。对于症状严重的患者，可以考虑使用药物，如氟氢可的松或米多君，但需密切监测副作用。此外，穿戴弹力袜也有助于改善下肢血液循环，减少体位性低血压的发生。通过综合干预，可以有效降低因体位性低血压导致的跌倒风险。

（4）环境危害改变

居家环境是老年人跌倒的重要危险因素。环境改造的目标是减少潜在的跌倒风险。例如，移除地面的杂物和电线，确保通道畅通；在楼梯、浴室和厨房等高风险区域安装扶手和防滑垫；改善室内照明，尤其是在夜间使用的区域。此外，建议使用高度合适的家具，避免使用不稳定的椅子或梯子。对于行动不便的老年人，可以考虑使用辅助设备，如坐便器增高器或淋浴椅。通过系统的环境评估和改造，可以显著降低居家环境中的跌倒风险。

（5）获得使用手杖和齐默框架的训练和建议

手杖和齐默框架是帮助老年人保持平衡和稳定的重要辅助工具。然而，不正确的使用可能增加跌倒风险。因此，老年人应在专业人士的指导下选择合适的辅助设备，并接受使用训练。例如，手杖的高度应与手腕齐平，使用时需确保握持稳固；齐默框架应调整到合适的高度，使用时需保持身体直立。此外，定期检查辅助设备的状态，确保其稳固性和功能性。通过正确的训练和建议，老年人可以更安全地使用这些工具，从而降低跌倒风险。

（6）锻炼计划，包括平衡训练和太极拳（剑）

锻炼计划是降低跌倒风险的核心措施之一。平衡训练和太极拳（剑）被证明可以有效改善老年人的平衡能力和肌肉力量，从而减少跌倒的发生。平衡训练包括单腿站立、脚跟至脚尖行走等动作，可以在专业指导下进行。太极拳（剑）作为一种低强度的运动，结合了缓慢的动作和深呼吸，不仅改善平衡，还能增强下肢力量和灵活性。建议老年人每周至少进行 2～3 次锻炼，每次 30min。通过坚持锻炼，老年人可以提高身体功能，增强自信心，从而显著降低跌倒风险。

（7）共病心血管疾病的治疗

心血管疾病，如心律失常、心力衰竭和低血压，可能增加跌倒风险。因此，治疗共病心血管疾病是降低跌倒风险的重要措施。例如，对于心律失常患者，应通过药物或手术进行治疗；对于心力衰竭患者，应优化药物治疗并限制液体摄入；对于低血压患者，应调整药物剂量并建议生活方式改变。此外，定期监测血压和心率，及时调整治疗方案，有助于减少因心血管疾病导致的跌倒。通过综合管理心血管疾病，可以有效改善老年人的健康状况，降低跌倒风险。

2.7.2 预防跌倒的措施

（1）规律锻炼

力量训练可以改善腿部肌肉的强度，进而提高行走时的稳定性。特别要加强对下肢肌肉力量的锻炼，可以通过提踵、直腿后抬等方法进行锻炼。老年人应科学选择适合自身的运动形式和强度，停止运动可使本就处于衰老阶段的身体功能加速衰退，进一步增加跌倒风险。

（2）穿合身的衣裤，穿低跟、防滑、合脚的鞋有助于预防跌倒

运动时穿适合运动的衣裤和鞋。老年人在挑选鞋时应更多考虑其安全性。鞋底要纹路清晰、防滑，鞋跟不宜太高。鞋面的材质应柔软，有较好的保暖性和透气性。鞋的固定以搭扣式为佳。鞋的足弓部位略微增厚，可在走路时起到一定支撑和缓冲作用。最好选择坚固防滑并且为踝部提供支撑的低跟鞋。

（3）科学选择和使用适老辅助器具，主动使用手杖

老年人应在专业人员指导下，选择和使用适合自己的辅助工具。常用适老辅助器具包括手杖、轮椅、适老坐便器、适老洗浴椅、适老功能护理床、视力补偿设施和助听器等。手杖可发挥辅助支撑行走的作用，是简便有效的防跌倒工具。

（4）进行家居环境适老化改造，减少环境中的跌倒危险因素

地面选用防滑材质，保持地面干燥；室内照度合适，避免大面积使用反光材

料，减少眩光。灯具开关位置应方便使用。摆放座凳，方便老年人换鞋和穿衣。床、座椅不要过软，高度合适。淋浴间、坐便器、床、椅等位置安装扶手。

（5）防治骨质疏松症，降低跌倒后骨折风险

老年人应均衡饮食，选择适量蛋白质、富含钙、低盐的食物；避免吸烟、酗酒，慎用影响骨代谢的药物；天气条件允许时，日照至少 20min/d；体育锻炼对于防治骨质疏松症具有积极作用。老年人应定期进行骨质疏松风险评估、骨密度检测，及早发现骨质疏松（表 2-3）。一旦确诊骨质疏松症，应在医务人员指导下规范、积极治疗。

表 2-3　约翰霍普金斯跌倒风险评估量表

第一部分	低风险	高风险		如果患者情况不符合量表第一部分的任何条目，则进入第二部分的评定
	患者昏迷或完全瘫痪	住院前 6 个月内有＞1 次跌倒史	住院期间有跌倒史	

第二部分	患者年龄	分值	大小便排泄	分值	患者携带管道数	分值
	60～69 岁	1	失禁	2	1 根	1
	70～79 岁	2	紧急和频繁的排泄	2	2 根	2
	≥80 岁	3	紧急和频繁的失禁	4	3 根及以上	3
	活动能力	分值	认知能力	分值	跌倒史	分值
	患者移动/转运或行走时需要辅助或监管	2	定向力障碍	1	最近 6 个月有 1 次不明原因跌倒经历	5
	步态不稳	2	烦躁	2		
	因视觉或听觉障碍而影响活动	2	认知限制或障碍	4		
	高危药物				分值	
	高危用药如镇痛药(患者自控镇痛和阿片类药)、抗惊厥药、降压利尿药、催眠药、泻药、镇静药和精神类药数量			1 种高危药物	3	
				2 种高危药物及以上	5	
				24h 内有镇静史	7	

第二部分得分范围为 0～35 分，分为 3 个等级：＜6 为低度风险；6～13 为中度风险；＞13 为高度风险

（6）遵医嘱用药，关注药物导致的跌倒风险

就诊开处方前，老年人要向医师说明正在服用的药物；如果处方中有新药，要咨询新药是否会增加跌倒风险。遵医嘱用药，不要随意增减药物；避免重复用药；了解药物的副作用；应用作用于中枢神经系统、心血管系统等的药物后，动作宜缓慢，预防跌倒。

❖ 典型病例

患者张某某，男性，55岁，体重70kg，身高172cm，近期在进行常规体检时发现骨密度轻度下降，诊断为轻度骨质疏松，至门诊咨询就诊。

现病史：近半年患者自诉偶发腰背部酸痛不适，近期进行体检时发现骨密度T值为$-0.9SD$。

一般资料：无吸烟、酗酒史及特殊用药史。既往无高血压、糖尿病、风湿性关节炎、成年成骨不全症、甲状腺功能亢进症等，无骨折史，家族无髋骨骨折史。肝肾功能正常，吞咽功能正常。

病例分析：本案例属于低骨折风险组〔①无脆性骨折史，即患者既往未曾发生因轻微外力（如摔倒或扭伤）而导致的骨折；②无骨质疏松性骨折的临床危险因素，这些危险因素包括高龄、性别（女性）、家族史、吸烟、饮酒等；③相关检查提示提示骨密度正常，如DXA法测量的骨密度T值$\geqslant-1.0SD$，或QCT测量的骨密度值$\geqslant120mg/cm^3$；④使用$FRAX^{®}$预测未来10年主要部位（如脊柱、髋部、前臂和肩部）发生骨质疏松性骨折的概率$<10\%$，且髋部骨折的概率$<1.5\%$。这些条件综合反映了患者骨骼的健康状况，表明其短期内发生骨折的可能性较低〕，为了改善骨质状况，降低骨折风险，制定综合疗法，包括钙剂补充、维生素D补充以及生活方式治疗。

药物治疗：补充碳酸钙D_3 600mg，每日1次；骨化三醇0.25μg，每日1次。在餐中或餐后服用钙剂以提高吸收率，定期晒太阳以增加皮肤自然合成维生素D的能力。

生活方式治疗：调整饮食（适量的乳制品、蔬菜、水果等）、戒烟戒酒、多

晒太阳、适量运动（包括力量训练、有氧运动以及平衡练习。每周进行 3 次力量训练，如举重、深蹲等，以增强肌肉力量和骨骼负荷；每周进行 2 次有氧运动，如散步、慢跑等，以提高心肺功能和改善血液循环；平衡练习，如瑜伽、太极拳等，以提高身体稳定性和防止跌倒)、每年复查骨密度。

参考文献

[1] 章振林，夏维波，李梅，等 . 原发性骨质疏松症诊疗指南（2022）［J］. 中华骨质疏松和骨矿盐疾病杂志，2022，15（06）：573-611.

[2] 郭健民 . MiR-214 在运动防治骨质疏松中的作用机制研究［D］. 上海：上海体育学院，2021.

[3] 阮中坚（Nguyen Trung Kien）. 单独补充维生素 D 与维生素 D 结合钙防治中老年骨质疏松性骨折的系统评价［D］. 南宁：广西医科大学，2015.

[4] 温勇 . 健康管理对中老年骨质疏松症患者生活质量影响的 Meta 分析［D］. 广州：广州中医药大学，2016.

[5] 胡少云，曹晓宁，胡少君 . 运动疗法对绝经后骨质疏松症骨代谢影响的临床研究［J］. 临床医药实践，2021，30（06）：403-405.

[6] Ensrud K E，Crandall C J. Osteoporosis［J］. Ann Intern Med，2017，167（3）：ITC17-ITC32.

[7] Yuan Y，Guo J M，Zhang L L，et al. MiR-214 Attenuates the Osteogenic Effects of Mechanical Loading on Osteoblasts［J］. International Journal of Sports Medicine，2019，40（14）：931-940

[8] Lin X，Xiong D，Peng Y Q，et al. Epidemiology and management of osteoporosis in the People's Republic of China：current perspectives［J］. Clin Interv Aging，2015，10：1017-1033.

[9] Gomez-Cabello A，Ara I，Gonzalez-Aguero A，et al. Effects of training on bone mass in older adults：a systematic review［J］. Sports Med，2012，42（4）：301-325.

[10] Yoshimura N，Muraki S，Nakamura K，et al. Epidemiology of the locomotive syndrome：The research on osteoarthritis/osteoporosis against disability study 2005-2015［J］. Mod Rheumatol，2017，27（1）：1-7.

[11] Rizzoli R，Stevenson JC，Bauer JM，et al. The role of dietary protein and vitamin D in maintaining musculoskeletal health in postmenopausal women：a consensus statement from the European Society for Clinical and Economic Aspects of Osteoporosis and Osteoarthritis（ESCEO）［J］. Maturitas，2014，79（1）：122-132.

[12] 中华中医药学会 . 骨质疏松性骨折中医诊疗指南［J］. 中医正骨，2023，35（01）：1-9.

[13] 北京医学会骨科学分会关节外科学组 . 老年骨关节炎及骨质疏松症诊断与治疗社区管理专家共识

（2023 版）[J]．协和医学杂志，2023，14（03）：484-493.

[14]《中国老年骨质疏松症诊疗指南》工作组，中国老年学和老年医学学会骨质疏松分会，中国医疗保健国际交流促进会骨质疏松病学分会，等．中国老年骨质疏松症诊疗指南（2023）[J]．中华骨与关节外科杂志，2023，16（10）：865-885.

3

骨质疏松症的治疗策略
和药物选择

3.1 骨质疏松症的治疗策略

有效的抗骨质疏松药物治疗可以增加骨密度，改善骨质量，显著降低骨折的发生风险。目前临床推荐的抗骨质疏松症药物治疗适应证见表 3-1。

表 3-1 抗骨质疏松症药物治疗适应证

①DXA 骨密度检查：$T \leqslant -2.5SD$(无论是否有过骨折)
②DXA 骨密度检查：$-2.5SD < T < -1.0SD$，且合并下列情况
发生过下列部位脆性骨折：肱骨上段、前臂远端或骨盆
FRAX® 计算未来 10 年髋部骨折风险≥3%或任何主要部位骨质疏松性骨折发生风险≥20%
③非药物治疗未能防止进一步的骨丢失或低暴力下骨折的女性患者
④发生椎体脆性骨折(临床或无症状)或髋部脆性骨折者

注：DXA——双能 X 射线吸收法；FRAX®——骨折风险评估工具。

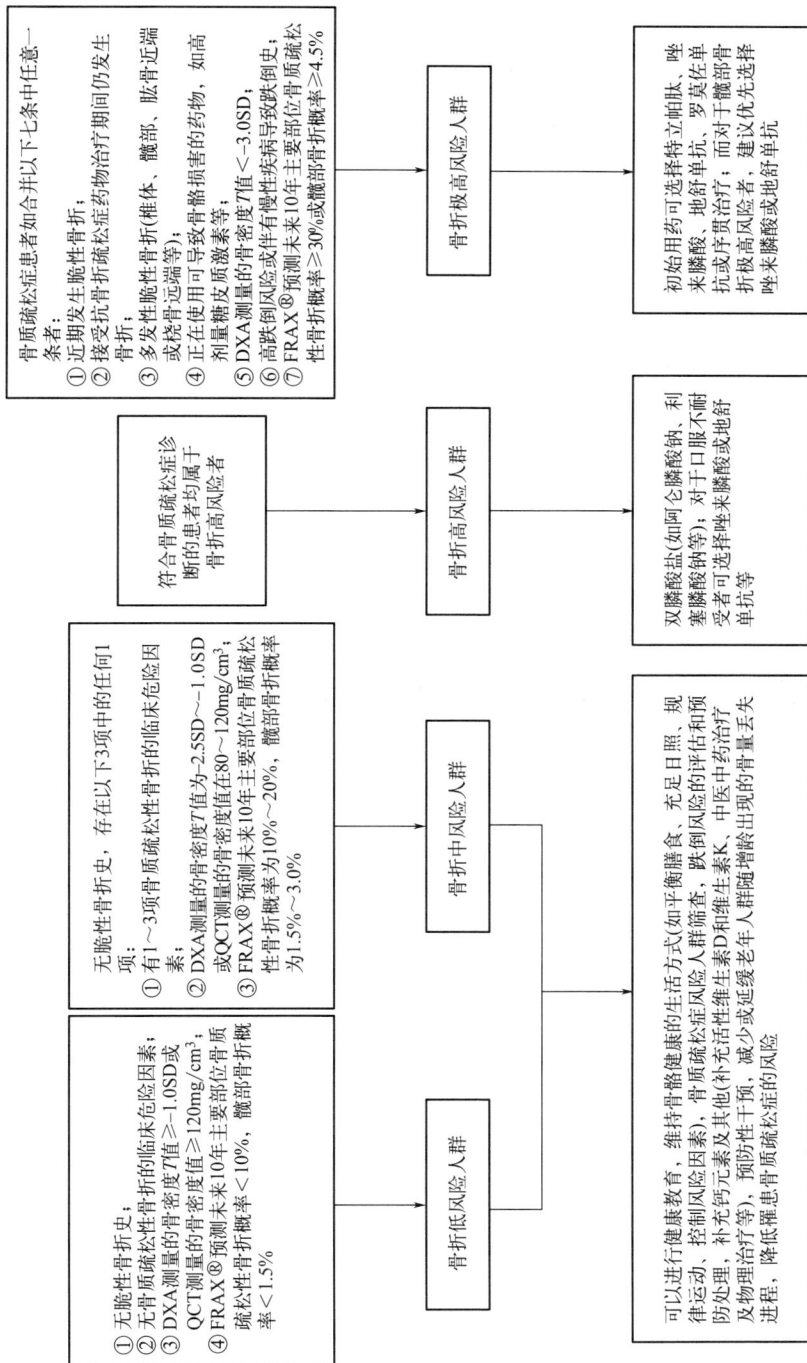

图 3-1 骨折风险人群分层及对应治疗方案

骨质疏松症患者如合并以下七条中任意一条者：
① 近期发生脆性骨折；
② 接受抗骨质疏松症药物治疗期间仍发生骨折；
③ 多发性脆性骨折（椎体、髋部、肱骨近端或桡骨远端等）；
④ 正在使用可导致骨骼损害的药物，如高剂量糖皮质激素等；
⑤ DXA测量的骨密度T值＜-3.0SD；
⑥ 高跌倒风险或伴有慢性疾病导致跌倒史；
⑦ FRAX®预测未来10年主要部位骨质疏松性骨折概率≥30%或髋部骨折概率≥4.5%

→ 骨折极高风险人群

初始用药可选择特立帕肽、唑来膦酸、地舒单抗、罗莫佐单抗或序贯治疗，而对于髋部骨折极高风险者，建议优先选择唑来膦酸或地舒单抗

符合骨质疏松症诊断的患者均属于骨折高风险者

→ 骨折高风险人群

双膦酸盐（如阿仑膦酸钠、利塞膦酸钠等）；对于口服不耐受可选择唑来膦酸或地舒单抗等

无脆性骨折史，存在以下3项中的任何1项：
① 有1~3项骨质疏松性骨折的临床危险因素；
② DXA测量的骨密度T值为-2.5SD~-1.0SD，或QCT测量的骨密度值在80~120mg/cm³；
③ FRAX®预测未来10年主要部位骨质疏松性骨折概率为10%~20%，髋部骨折概率为1.5%~3.0%

→ 骨折中风险人群

① 无脆性骨折史；
② 无骨质疏松性骨折的临床危险因素；
③ DXA测量的骨密度T值≥-1.0SD或QCT测量的骨密度值≥120mg/cm³；
④ FRAX®预测未来10年主要部位骨质疏松性骨折概率＜10%，髋部骨折概率＜1.5%

→ 骨折低风险人群

可以进行健康教育，维持骨骼健康的生活方式（如平衡膳食、充足日照、规律运动、控制跌倒风险因素、骨质疏松症风险人群的评估和预防处理、补充钙元素及其他维生素D和维生素K，中医中药治疗及物理治疗等，预防性干预、减少或延缓老年人群随增龄出现的骨量丢失进程，降低罹患骨质疏松症的风险

而如今骨质疏松症治疗药物的选择已逐步转为依据骨折风险分层（主要包括骨折高风险者和骨折极高风险者）的治疗策略。对于骨折高风险者建议首选口服双膦酸盐（如阿仑膦酸钠、利塞膦酸钠等）；对于口服不耐受者可选择唑来膦酸或地舒单抗。对于骨折极高风险者，初始用药可选择特立帕肽、唑来膦酸、地舒单抗、罗莫佐单抗或序贯治疗；而对于髋部骨折极高风险者，建议优先选择唑来膦酸或地舒单抗。具体治疗流程如图3-1所示。

由英国国家健康和临床优化研究所（NICE）、苏格兰校际指南网络（SIGN）和英国国家骨质疏松指南小组发布的指南，推荐双膦酸盐作为绝经后骨质疏松女性的一线治疗选择。除了双膦酸盐外，这些指南还支持在特定情况下使用其他药物，包括雷洛昔芬、雷奈酸锶、特立帕肽，以及在某些情况下使用激素替代疗法和联合治疗法。NICE目前正在重新考虑其使用雷奈酸锶以及双膦酸盐和特立帕肽在预防和治疗绝经后骨质疏松症中的指导方针。

3.2　治疗骨质疏松症的代表性药物

治疗骨质疏松症的药物主要有骨吸收抑制剂、骨形成促进剂、双重作用药物、其他机制类药物及中药。现就我国国家药品监督管理局（National Medical Products Administration，NMPA）批准的主要代表性抗骨质疏松症药物的特征和应用介绍如下。

3.2.1　骨吸收抑制剂

3.2.1.1　双膦酸盐

双膦酸盐是有效的骨吸收抑制剂之一，是预防和治疗绝经后骨质疏松症的一线治疗方法。其中一些双膦酸盐也被用于治疗糖皮质激素诱发的骨质疏松症和男性骨质疏松症。

临床常用的双膦酸盐类药物的使用及具体区别如表 3-2 所见。

表 3-2　防治骨质疏松症的双膦酸盐类药物临床使用区别

药物	治疗剂量	使用方法	禁忌证	适应证
阿仑膦酸钠	阿仑膦酸钠维 D₃ 片：70mg（以阿仑膦酸计）/片，每次口服 1 片，每周 1 次；或阿仑膦酸钠片：10mg/片，每次口服 1 片，每日 1 次	清晨空腹服用，200～300mL 白水送服，服药后 30min 内应保持上半身直立（站立或坐位），避免平卧；30min 后再摄入食物或其他药品	导致排空延迟的食管疾病，例如食管狭窄或迟缓不能；不能站立或端坐 30min 者；对本品任何成分过敏者；肌酐清除率小于 35mL/min 者	NMPA 批准治疗绝经后骨质疏松症和男性骨质疏松症；FDA 还批准治疗糖皮质激素诱发的骨质疏松症
利塞膦酸钠	利塞膦酸钠片：35mg/片，每次口服 1 片，每周 1 次；5mg/片，每次口服 1 片，每日 1 次	同阿仑膦酸钠		
伊班膦酸钠	伊班膦酸钠注射剂：1mg/安瓿，2mg 加入 250mL 生理盐水静脉滴注 2h 以上，每 3 个月 1 次；伊班膦酸钠片：150mg/片，每次口服 1 片，每月 1 次	静脉滴注药物前注意充分水化；口服片剂服用方法同阿仑膦酸钠		
米诺膦酸	米诺膦酸片：1mg/片，每次口服 1 片，每日 1 次	同阿仑膦酸钠		
唑来膦酸	唑来膦酸注射剂：5mg，静脉滴注，每年 1 次	静脉滴注至少 15min 以上（建议 0.5～1h），药物使用前应充分水化		

注：NMPA——国家药品监督管理局；FDA——美国食品药品监督管理局。

双膦酸盐类药物总体安全性较好，但仍然存在相关的副作用，主要有以下几点。

（1）胃肠道副作用

口服双膦酸盐最常见的副作用包括恶心、腹泻、胃炎等，胃溃疡和十二指肠溃疡也有临床报道。其机制似乎与其对黏膜的直接刺激和侵蚀作用有关。上消化道症状在有上消化道疾病病史和同时服用非甾体抗炎药、质子泵抑制剂或组胺受体阻滞剂的患者中更为常见。

由于口服的双膦酸盐与食物和饮料相互作用，故其有严格的服用和剂量要求。它们必须在进食前至少半小时空腹服用，给药后患者必须保持上半身直立至少30min。因此，尽管长期卧床患者存在较高骨质疏松风险，但口服的双膦酸盐类药物仍不能用于卧床患者，同时怀孕或哺乳期妇女也禁忌使用此类药物。

（2）急性期反应

部分患者首次口服或静脉输注双膦酸盐后可能出现一过性发热、骨痛、肌痛等"类流感样"症状，多在用药3d内自行缓解，症状明显者可予非甾体类解热镇痛药对症治疗。

（3）肾功能损伤

进入血液的双膦酸盐类药物约60％以原型从肾脏排泄，对于肾功能异常的患者，应慎用此类药物或酌情减少药物剂量。特别是静脉输注的双膦酸盐类药物，每次给药前应检测肾功能，肌酐清除率＜35mL/min的患者禁用。尽可能充分水化，静脉滴注唑来膦酸的时间应不少于15min，伊班膦酸钠不应少于2h。

（4）颌骨坏死

自2004年以来，虽然使用双膦酸盐的患者中颌骨坏死的报道逐渐增多，但骨质疏松症患者颌骨坏死的发病率仅为0.001％～0.01％，略高于正常人群（＜0.001％），超过90％的颌骨坏死发生于恶性肿瘤患者大剂量静脉输注双膦酸盐后，发生率为1％～15％。典型颌骨坏死表现是拔牙创面或下颌骨暴露处的不愈合或延迟愈合，对保守清创和抗生素治疗无效。降低颌骨坏死风险的措施：在开始双膦酸盐治疗前完成必要的口腔手术，在拔牙后正确闭合创面，手术前后使用抗生素，采用抗菌漱口液，保持良好的口腔卫生。已使用双膦酸盐治疗的患者，需行复杂侵入性口腔手术时，建议暂停双膦酸盐治疗3～6个月，再实施口腔手术，术后3个月如无口腔特殊情况，可恢复使用双膦酸盐类药物。

（5）非典型股骨骨折（atypical femoral fracture，AFF）

即在低暴力下发生在股骨小转子到股骨髁上之间的骨折。在使用双膦酸盐类药物的患者中，AFF绝对风险非常低［3.2～50例/（10万人·年）］。其发生可能与应用双膦酸盐类药物疗程时长有关，对于应用超过3年的患者，一旦出现大腿或者腹股沟部位疼痛，应行双侧股骨正、侧位X线片检查，明确是否存在AFF；核素骨扫描或MRI均有助于AFF的确诊。一旦发生AFF，应立即停用双膦酸盐等骨吸收抑制剂，停药后AFF风险迅速下降。

（6）双膦酸盐类药物的"药物假期"

双膦酸盐类药物疗程一般为3～5年，用药时间超过5年可能增加下颌骨坏死或非典型股骨骨折等罕见不良反应的发生风险，建议口服双膦酸盐类药物5年或静脉输注双膦酸盐类药物3年后重新评估骨折的发生风险。如骨密度增加或维持不变，且无新发骨折，则可考虑停用双膦酸盐类药物，实施"药物假期"；如骨折发生风险仍高，可继续使用双膦酸盐类药物或转换为其他抗骨质疏松的药物。

❖ **典型病例3-1** ————————

患者曾某，女性，59岁，因"反复腰背部酸痛不适2年，加重半年"门诊就诊。

现病史：2年前患者因腰背部酸痛不适在门诊完善骨密度检查，提示平均 T 值为－1.7SD，予患者口服钙剂，加强锻炼治疗。其间症状偶有反复，近半年患者自觉腰背部酸痛加重，遂在门诊复查骨密度提示平均 T 值为－2.3。DR腰椎正侧位未见明显骨折。

一般资料：13岁初潮，49岁绝经，其间月经正常。无烟酒及特殊药物使用史。家族无类似病史。肾功能正常，肌酐清除率大于35mL/min。

病例分析：

本案例符合抗骨质疏松症药物治疗适应证（②DXA骨密度检查：－2.5SD

$<T<-1.0SD$；③非药物治疗未能防止进一步的骨丢失或低暴力下骨折的女性患者）；本案例属于骨折高风险组（符合骨质疏松症诊断的患者均属于骨折高风险人群），因此初始用药选择阿仑膦酸钠进行治疗。

药物治疗：①补充碳酸钙 D_3 600mg，每日 2 次；骨化三醇 $0.25\mu g$，每日 2 次。

② 阿仑膦酸钠维 D_3 片（70mg/片，每次口服 1 片，每周 1 次，每年复查骨密度，预计使用 3～5 年）。

生活方式治疗：调整饮食、多晒太阳、适量运动。

❖ **典型病例3-2** ———————————

患者黄某，女性，72 岁，因"反复胸腰椎多发骨折半年，再发腰痛 3d"入院。

现病史：半年前患者拎重物后腰痛，腰椎 MRI 显示 L1 压缩性骨折，骨密度示腰椎 T 值最低为 $-3.2SD$，仅服用骨化三醇等药物进行保守治疗，并卧床 1 个月，锻炼后才勉强能进行活动。2 个月前患者活动后腰痛，入院检查腰椎 MRI 发现 T12、L3 压缩性骨折。3d 前患者打喷嚏后再次腰痛，腰椎 MRI 示 L2 新鲜骨折，收入院治疗。患者平日素食为主，活动量少，晒太阳少。

一般资料：高血压病史 10 年，未用药。月经史：11 岁初潮，49 岁绝经，其间月经正常。无烟酒及特殊药物使用史。家族无类似病史。肾功能正常，肌酐清除率大于 35mL/min。

病例分析：

本案例符合抗骨质疏松症药物治疗适应证［①DXA 骨密度检查：$T\leqslant-2.5SD$（无论是否有过骨折）］；本案例属于骨折极高风险组［①近期发生脆性骨折（特别是 24 个月内发生的脆性骨折）］，因此初始用药选择唑来膦酸治疗。

药物治疗：① 采用保守治疗的方式，嘱患者绝对卧床休养。

② 补充碳酸钙 D_3 600mg，每日 2 次；骨化三醇 $0.25\mu g$，每日 2 次。

③ 抗骨质疏松治疗：唑来膦酸 5mg，静脉滴注，每年 1 次（每年复查骨密度，预计使用 3～5 年）。

生活方式治疗：调整饮食、多晒太阳、骨折康复后适量运动。

3.2.1.2　地舒单抗

地舒单抗是一种人免疫球蛋白 G2（IgG2）单克隆抗体，是获得 FDA 批准的首个 NF-κB 受体激活蛋白配体（RANKL）抑制剂，目前可用于治疗骨质疏松症、治疗诱导的骨丢失、骨转移、多发性骨髓瘤和骨巨细胞瘤。破骨细胞的前体，称为破骨前细胞，表达表面受体 RANK（核因子 κB 的受体激活物），这是肿瘤坏死因子受体（TNFR）家族的一个成员。RANK 被 RANKL 激活，RANKL 是成骨细胞上的细胞表面分子。RANKL 激活 RANK 可促进破骨前细胞向活性破骨细胞的分化。地舒单抗作为靶向单克隆抗体，通过靶向阻断 RANK 和 RANKL 的结合来抑制破骨细胞的活性（图 3-2）。

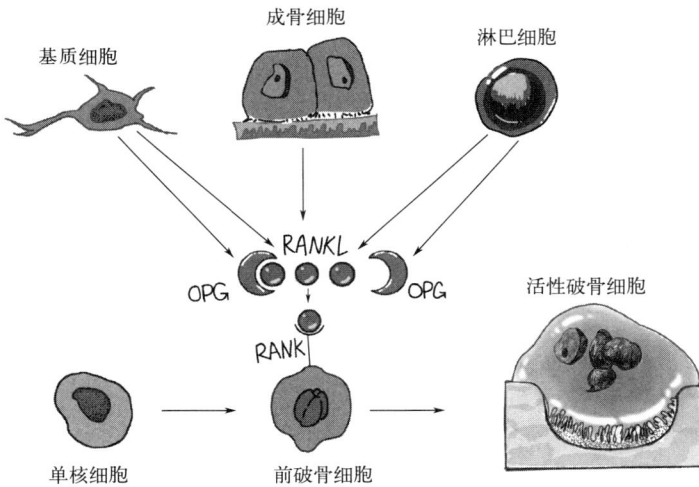

图 3-2　OPG/RANK/RANKL 系统及其对破骨细胞吸收的控制

OPG—骨保护素；RANK—核因子 κB 受体激活物；

RANKL—核因子 κB 受体激活蛋白配体

地舒单抗是一种比双膦酸盐更有效的骨吸收抑制剂。地舒单抗不经过肝代谢，肾损伤对地舒单抗的药代动力学性质也无影响，临床安全性良好。然而作为短效作用药物，地舒单抗与骨表面没有持续结合，也没有被纳入骨基质中，在停止使用地舒单抗后患者的骨转换也不被抑制。因此，地舒单抗对骨吸收的抑制作用更加短暂，当治疗停止时，会出现反弹作用。临床表现为停用地舒单抗后，不仅仅会出现骨密度的反弹下降，同时可能导致多发性椎体骨折的风险增加。因此，根据目前的证据，为了防止快速骨丢失和椎体骨折风险的潜在反弹，不建议在没有替代治疗的情况下停用地舒单抗。若临床确实需要停用地舒单抗，需要序贯双膦酸盐类或其他药物，以防止骨密度下降或骨折风险增加。

使用地舒单抗患者的不良反应发生率约为 5%。

① 最常见的不良反应是关节和肌肉疼痛。

② 增加各种感染（皮肤、腹部、尿路和耳朵感染）、湿疹、皮疹、低钙血症、过敏反应、胰腺炎、颌骨坏死和非典型髋部骨折的风险。使用地舒单抗的患者若同时使用免疫抑制剂、化疗和糖皮质激素，可能会增加感染的风险。

③ 对于地舒单抗，低钙血症为禁忌证，患者在开始地舒单抗治疗之前必须达到足够的血钙和维生素 D 水平。

④ 地舒单抗无需药物假期，但其抑制骨转换具有可逆性，若因其患者依从性等其他原因需停用，建议重新评估骨折发生风险后再进行药物更换，目前指南优先推荐双膦酸盐类药物进行桥接治疗 1～2 年。

❖ 典型病例 3-3

患者，女性，83 岁，因"跌倒致左髋疼痛活动受限 3d"入院。

现病史：3d 前患者跌倒致左髋疼痛伴活动受限，入院髋关节 CT 提示左侧股骨粗隆骨折，骨密度示腰椎 T 值为 -3.1SD。入院后排除手术禁忌证后行左侧股骨近端防旋髓内钉（PFNA）固定手术。

一般资料：患者长期卧床，吞咽功能较差，既往慢性肾功能不全病史 10 年，肌酐清除率 28mL/min。月经史：11 岁初潮，49 岁绝经，其间月经正常。无烟酒及特殊药物使用史。家族无类似病史。

病例分析：

本案例符合抗骨质疏松症药物治疗适应证［① DXA 骨密度检查：$T \leqslant$

−2.5SD（无论是否有过骨折）]；本案例属于骨折极高风险组［①近期发生脆性骨折（特别是 24 个月内发生的脆性骨折）]，并且属于髋部骨折极高风险者，建议优先选择唑来膦酸或地舒单抗。考虑患者肌酐清除率低于 35mL/min，属于双膦酸盐类药物禁忌证，因此初始用药选择地舒单抗治疗。

药物治疗：① 补充碳酸钙 D_3 600mg，每日 2 次；骨化三醇 0.25μg，每日 2 次。

② 抗骨质疏松治疗：地舒单抗（60mg，皮下注射，半年 1 次，每年复查骨密度，预计使用 3～5 年）。

生活方式治疗：调整饮食、多晒太阳、骨折康复后适量运动。

❖ 典型病例 3-4

患者，女性，76 岁，因"腰背部疼痛不适 5 年余"入院。

现病史：患者 5 年前因腰背部疼痛不适在外院住院，完善腰椎 MRI 提示 T12 新鲜压缩骨折，骨密度提示：T 值为−2.8SD，外院予 T12 压缩骨折行椎体成形术，术后前两年予唑来膦酸（5mg，静脉滴注，每年 1 次）抗骨质疏松治疗，术后 2 年复查骨密度提示 T 值为−2.7SD，考虑患者对双膦酸盐类药物不耐受，改用地舒单抗（60mg，皮下注射，半年 1 次）规律进行抗骨质疏松治疗，术后第 3 年骨密度 T 值为−1.9SD，术后第 4 年骨密度 T 值为−1.6SD。患者第 5 年跟随家属返回当地老家，考虑地舒单抗药物获取不便，要求更换药物治疗方案。

案例分析：本案例符合抗骨质疏松症药物治疗适应证［①DXA 骨密度检查：$T \leqslant -2.5$SD（无论是否有过骨折）]；本案例属于骨折极高风险组［①近期发生脆性骨折（特别是 24 个月内发生的脆性骨折）]，并且属于髋部骨折极高风险者。建议优先选择唑来膦酸或地舒单抗，因此初始用药选择唑来膦酸治疗，但使用 2 年复查骨密度效果欠佳，遂改用地舒单抗治疗，使用地舒单抗后骨密度质量得到改善，由于患者自身原因无法继续使用地舒单抗，考虑地舒单抗抑制骨转换具有可逆性，若因患者依从性等其他原因需停用，根据目前指南优先推荐双膦酸盐类药物进行桥接治疗 1～2 年。因此，选择阿仑膦酸钠进行桥接治疗 2～3 年。

药物治疗： ① 补充碳酸钙 D_3 600mg，每日 2 次；骨化三醇 0.25μg，每日 2 次。

② 抗骨质疏松治疗：阿仑膦酸钠维 D_3 片（70mg/片，每次口服 1 片，每周 1 次；每年复查骨密度，预计使用 2 年后复查骨密度，如果能维持，则停药）。

生活方式治疗： 调整饮食、多晒太阳、适量运动。

3.2.1.3 降钙素

降钙素（calcitonin）是一种钙调节激素，有助于调节钙水平。它通过抑制破骨细胞活性、减少破骨细胞数量，减少骨量丢失并增加骨量来降低循环钙水平。降钙素也会减少肾脏肾小管对钙的重吸收，还能有效缓解骨质疏松引起的疼痛。

因此，《中国老年骨质疏松症诊疗指南（2023）》提出：老年性骨质疏松性骨折中重度疼痛及骨折围手术期的患者，建议在基础治疗中使用降钙素类药物，减轻疼痛，避免快速骨丢失，促进骨折愈合；使用时间不超过 3 个月。

目前应用于临床的降钙素制剂有两种：鲑降钙素和鳗鱼降钙素类似物依降钙素（具体区别见表 3-3）。

表 3-3　鲑降钙素和依降钙素临床使用区别

	鲑降钙素	依降钙素
适应证	NMPA 批准用于预防因制动引起的急性骨丢失及创伤后痛性骨质疏松症	NMPA 批准用于治疗骨质疏松症及骨质疏松引起的疼痛
疗效	增加骨质疏松症患者腰椎和髋部骨密度,降低椎体、非椎体和髋部骨折风险	
用法	①鲑降钙素鼻喷剂:2mL(4400IU)/瓶,鼻喷 200IU,每日或隔日 1 次; ②鲑降钙素注射剂:50IU/支,50IU 皮下或肌内注射,每日 1 次;或 100IU 皮下或肌内注射,隔日 1 次	依降钙素注射剂:20U/支,每次肌内注射 20U,每周 1 次;10U/支,每次肌内注射 10U,每周 2 次
注意事项	少数患者使用药物后出现面部潮红、恶心等不良反应,偶有过敏现象,可按照药品说明书的要求确定是否做药敏试验	少数患者注射药物后可能出现面部潮红、恶心等不良反应
禁忌证	对鲑降钙素或本品中任何赋形剂过敏者	对本品过敏者

注：NMPA——国家药品监督管理局。

基于大量的临床试验和长期的上市后经验，鲑鱼降钙素具有良好的安全性。唯一的禁忌证与对鲑降钙素鼻喷剂成分过敏有关。当怀疑过敏时，建议在第一次给鲑降钙素鼻喷剂之前进行皮肤试验。全身性不良反应，如恶心，在注射剂型中并不少见，但在鼻喷剂中很少见。在临床试验中，鲑降钙素鼻喷剂和安慰剂之间的不良事件发生率通常具有可比性。对于鲑降钙素鼻喷剂，最常见的不良事件包括局部的、短暂的（鼻部）反应，如鼻通道的刺痛、打喷嚏、鼻炎、鼻黏膜红斑，偶尔也有轻微出血。2012 年欧洲药品管理局（European Medicines Agency，EMA）通过荟萃分析发现，长期使用（6 个月或更长时间）鲑降钙素口服或鼻喷剂型与恶性肿瘤风险轻微增加相关，但无法肯定该药物与恶性肿瘤间的确切关系。鉴于鼻喷剂型鲑降钙素具有潜在增加肿瘤风险的可能，因此目前鲑降钙素连续使用疗程建议不超过 3 个月。

❖ **典型病例 3-5**

患者，女性，59 岁，因"腰背部疼痛不适 2 年，加重伴周身酸痛不适半月"门诊就诊。

现病史：2 年前患者自述逐渐出现腰背部酸痛不适，在外院完善 DR 及 MRI 检查，提示腰椎退行性病变。半个月前患者自觉腰背部酸痛明显加重，伴四肢疼痛不适，劳累加重，卧床休息可减轻。门诊予完善 DR，未见腰椎骨折。骨密度提示 T 值为 $-2.8SD$。

一般资料：月经史：14 岁初潮，49 岁绝经，其间月经正常。无烟酒及特殊药物使用史。家族无类似病史。肝肾功能正常，吞咽功能正常。

病例分析：

本案例符合抗骨质疏松症药物治疗适应证 ［①DXA 骨密度检查：$T \leqslant -2.5SD$（无论是否有过骨折）］；本案例属于骨折高风险组（符合骨质疏松症诊断的患者均属于骨折高风险者）。因此初始用药选择阿仑膦酸钠治疗，考虑患者骨质疏松性疼痛明显，在阿仑膦酸钠基础上加用鲑降钙素鼻喷剂缓解骨质疏松引起的疼痛。

药物治疗：① 补充碳酸钙 D_3 600mg，每日 2 次；骨化三醇 $0.25\mu g$，每日

2 次。

② 抗骨质疏松治疗：a. 阿仑膦酸钠维 D_3 片（70mg/片，每次口服 1 片，每周 1 次，每年复查骨密度，预计使用 3～5 年）；b. 鲑降钙素鼻喷剂（每次 200IU 喷鼻，每日 1 次，连续应用 2～3 个月）。

生活方式治疗：调整饮食、多晒太阳、适量运动。

❖ **典型病例 3-6** ————————————————

患者，女性，78 岁，因"跌倒致左肩疼痛不适 2 周，肩关节疼痛 1 周"门诊就诊。

现病史：2 周前患者因跌倒左手撑地致左肩疼痛不适，患者未予重视，现患者左肩瘀肿明显，肩关节屈伸活动痛性受限，遂前往门诊就诊，门诊予完善肩关节 DR，提示左肱骨近端骨折，充分同患者及家属沟通后，选择保守治疗，予手法复位夹板固定制动。完善骨密度检查提示 T 值为 $-2.9SD$，予阿仑膦酸钠抗骨质疏松治疗。患者近 1 周自觉肩关节偶有疼痛，夜间容易痛醒，遂返院复诊。

一般资料：月经史：12 岁初潮，51 岁绝经，其间月经正常。无烟酒及特殊药物使用史。家族无类似病史。肝肾功能正常，吞咽功能正常。

病例分析：

本案例符合抗骨质疏松症药物治疗适应证［① DXA 骨密度检查：$T \leqslant -2.5SD$（无论是否有过骨折）］；本案例属于骨折高风险组（符合骨质疏松症诊断的患者均属于骨折高风险者）。因此，初始用药选择阿仑膦酸钠治疗，考虑患者老年骨质疏松性骨折重度疼痛，遂在基础治疗中使用降钙素类药物，减轻疼痛，避免快速骨丢失，促进骨折愈合。

药物治疗：① 补充碳酸钙 D_3 600mg，每日 2 次；骨化三醇 $0.25\mu g$，每日 2 次。

② 抗骨质疏松治疗：阿仑膦酸钠维 D_3 片（70mg/片，每次口服 1 片，每周 1 次，每年复查骨密度，预计使用 3～5 年）；鲑降钙素鼻喷剂（每次 200IU 喷鼻，每日 1 次，连续应用 2 个月）。

生活方式治疗：调整饮食、多晒太阳、适量运动。

3.2.1.4 激素替代治疗

雌激素可以维持骨量，并具有抗骨吸收的作用。而雌激素分泌的减少早在绝经前就开始了，绝经期雌激素的下降会引发大约 5 年的快速骨流失，到绝经后 5～8 年，骨质的流失率从平均每年 3％下降到约 1％。绝经后，在缺乏治疗的情况下，每年可能会丢失 1％～4％的骨量（图 3-3）。但雌激素缺乏不是绝经后骨质疏松的唯一发病因素，却是最主要的因素。雌激素对骨代谢的影响主要是抑制骨吸收，促进骨形成。雌激素缺乏时，骨吸收过程增加，骨吸收大于骨形成，骨量减少，出现骨质疏松。

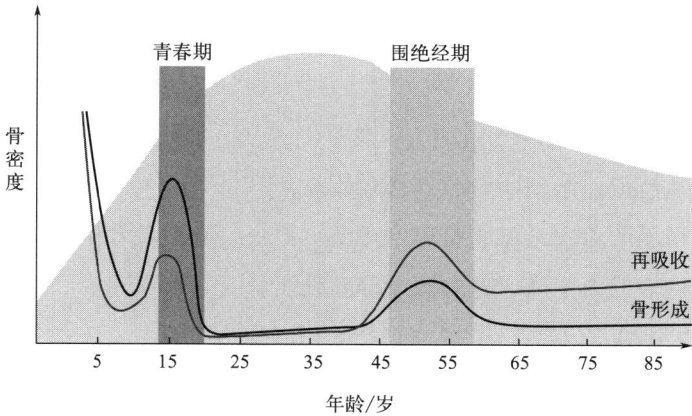

图 3-3 未经治疗的妇女绝经前后骨密度、骨吸收和形成的变化

由于女性绝经后骨质疏松的主要发病因素是雌激素缺乏，围绝经期女性补充雌激素后，骨吸收与骨形成恢复至绝经前状态，因此激素补充治疗可从病因上预防绝经后的骨质疏松。国内外大量研究均提示雌激素可防止绝经后妇女发生骨丢失。激素替代治疗（HRT）对老年人及已发生骨质疏松症的妇女依然有效，绝经时间越长，治疗前骨量越低，对雌激素治疗的反应越好，而且腰椎骨量的增加较髋部更明显。作为一种替代疗法，欧美国家在女性绝经后骨质疏松的治疗中，曾把激素补充治疗作为首选。长期使用雌激素（5～10 年），无论使用或不使用黄体酮，均可减少髋关节、椎骨和手臂骨折 50％的发生率，其中影响最大的是

脊柱骨折的发生率：在 HRT 的 2 年内，腰椎骨密度增加高达 10％，股骨颈增加高达 4％。HRT 的作用在以骨小梁为主的骨骼部位更为明显。停止激素替代疗法后，绝经后骨丢失率恢复。

激素替代治疗主要有雌激素疗法、雌激素和孕激素联合疗法等，目前临床上雌激素疗法主要使用药物为雌二醇，即戊酸雌二醇，又称补佳乐，用以补充雌激素。如果女性患者同时还有子宫，要同时补充孕激素，包括地屈孕酮，即雌激素和孕激素联合疗法。对有子宫的女性患者，孕激素可以很好地保护子宫。对于没有子宫的女性患者而言，仅小剂量补充雌激素即可。另外，目前激素替代治疗使用的药物还有利维爱（即替勃龙），兼有雌激素活性、孕激素活性、雄激素活性，对子宫、乳腺只是稍微发挥雌激素的作用，不会对乳腺癌、宫颈癌有影响，而且本身也有一定的孕激素作用，所以对于有子宫的女性患者而言，也有很好的保护作用。

目前激素替代治疗的作用如下。

① 缓解绝经后雌激素缺乏的症状和体征。

② 降低与雌激素缺乏相关疾病（骨质疏松症、心脑血管疾病）的风险。

③ 延缓认知能力下降，但这尚未得到证实。

绝经妇女正确使用 HRT，总体安全，但在临床上同样存在一些安全性问题。

① 子宫内膜癌风险：有子宫的妇女长期应用雌激素，缺乏孕激素，会增加子宫内膜癌风险。多项研究明确阐明对有子宫妇女在补充雌激素的同时适当补充足量足疗程的孕激素，子宫内膜癌的风险不再增加，因此有子宫的妇女应用雌激素治疗时必须联合应用孕激素。

② 随着循证医学的进展，HRT 与乳腺癌风险的关系日渐清晰。国际绝经学会最新推荐中阐述的 4 点代表了激素治疗与乳腺癌风险的观点：a. 影响乳腺癌的相关因素很多、很复杂。b. 与 HRT 相关的乳腺癌风险很低，小于年龄、肥胖、吸烟等生活方式的影响。停用 HRT 后，乳腺癌风险下降。c. HRT 中乳腺癌风险增加主要与孕激素及其应用时间有关。研究表明长期（＞7 年）单用雌激素，乳腺癌风险不增加或影响很小，应用雌激素加孕激素 5 年后乳腺癌风险有所增加，不同的孕激素对乳腺的影响不同，与合成的孕激素相比，微粒化黄体酮和地

屈孕酮与雌二醇联合应用，乳腺癌风险更低。d. 因缺乏乳腺癌幸存者应用激素替代治疗的安全性研究，故乳腺癌仍是激素替代治疗的禁忌证。

③ 心血管疾病：女性绝经后心血管疾病风险明显增加，表明雌激素对女性心血管有一定的保护作用。但这种保护作用主要体现在绝经前及绝经早期，随年龄增长或血管内动脉硬化斑块形成，这种保护作用减弱或消失。关于激素替代治疗与心血管疾病风险的最新观点是：绝经早期开始进行激素替代治疗更受益。无心血管疾病高危因素的女性，60 岁以前或绝经不到 10 年开始激素治疗，对心血管有一定的保护作用；但已有心血管病风险或疾病，再开始激素治疗，则不再从中受益。

④ 血栓风险：口服雌激素轻度增加血栓风险。血栓是激素治疗的禁忌证。非口服雌激素因没有肝脏首过效应，其血栓风险相对较低。

⑤ 体重增加：雌激素为非同化激素，常规剂量没有增加体重的作用。大剂量雌激素会引起水钠潴留、体重增加。激素替代治疗中使用的雌激素剂量很低，一般不会引起水钠潴留。此外，雌激素对血脂代谢、脂肪分布及胰岛素敏感性有一定的有利影响，不仅有助于改善代谢，还能降低心血管疾病和 2 型糖尿病的风险。这些作用是激素替代治疗的重要益处之一，尤其是在改善绝经后女性的整体健康方面具有重要意义。

目前激素替代治疗不再是预防 50 岁以上女性骨质疏松症的一线疗法。然而，它仍然是对其他疗法不耐受或难治性骨质疏松症女性患者的一种选择，并可预防过早绝经和 50 岁或以下女性的骨质疏松症。此外，激素替代治疗仍被推荐用于治疗对生活质量产生不利影响的绝经症状；临床应以治疗的最小有效剂量和最短时间等方面去考虑激素替代治疗。鉴于对于上述问题的考虑，HRT 应遵循一定原则（表 3-4）。

表 3-4　激素替代治疗法治疗骨质疏松的原则

① 有适应证、无禁忌证(保证利＞弊的基础)
② 绝经早期开始用(＜60 岁或绝经不到 10 年)，收益更大，风险更小
③ 有子宫女性一定加用孕激素，尽量选择对乳腺影响小的孕激素

④血栓高危女性,如需 HRT,可选择非口服雌激素

⑤仅泌尿生殖道萎缩的局部问题,尽量局部用药治疗

⑥应用最低有效剂量

⑦治疗方案个体化

⑧坚持定期随访和安全性监测(尤其是乳腺和子宫)

⑨对治疗年限无明确限制,是否继续用药,应根据个体的特点和需求及每年体检结果进行利弊评估后做出决定

❖ 典型病例 3-7

患者龙某,女性,52 岁,因"子宫摘除术后 1 年,周身酸痛半月"门诊就诊。

现病史: 1 年前患者因子宫内膜癌在外院行子宫全切术,术后逐渐出现周身酸痛不适,伴潮热盗汗、晚上入睡困难、疲倦易怒,遂于门诊完善骨密度检查,提示 T 值为 $-2.9SD$;血促卵泡激素(FSH)52.8IU/L、促黄体素(LH)62.71 IU/L、雌激素 11.7 IU/L。单位体检提示乳腺彩超未见明显异常,无双下肢静脉血栓。

一般资料: 月经史:12 岁初潮,其间月经正常。无烟酒及特殊药物使用史。家族无类似病史。肝肾功能正常,吞咽功能正常。

病例分析:

本案例符合抗骨质疏松症药物治疗适应证〔①DXA 骨密度检查:$T \leqslant -2.5SD$(无论是否有过骨折)〕;本案例属于骨折高风险组(符合骨质疏松症诊断的患者均属于骨折高风险者)。因此,初始用药选择阿仑膦酸钠治疗,考虑患者雌激素水平低下,子宫全切术后,在阿仑膦酸钠基础上加用单雌激素治疗。

药物治疗: ①补充碳酸钙 D_3 600mg,每日 2 次;骨化三醇 $0.25\mu g$,每日 2 次。

②抗骨质疏松治疗:阿仑膦酸钠维 D_3 片(70mg/片,每次口服 1 片,每周 1 次,每年复查骨密度,预计使用 3~5 年);戊酸雌二醇(0.5~1mg/d,每日 1

次，妇科门诊随诊，根据激素水平调整应用）。

生活方式治疗：调整饮食、多晒太阳、适量运动。

❖ **典型病例 3-8** ————————

患者何某，女性，46 岁，因"月经不规律 2 年，周身酸痛半年"门诊就诊。

现病史：2 年前患者因月经不规律于妇科住院。患者自述周身酸痛不适，伴潮热盗汗、晚上入睡困难、疲倦易怒，遂于门诊完善骨密度检查，提示 T 值为 $-2.6SD$；血 FSH 21.00IU/L、LH 23.10 IU/L、雌激素 16.7 IU/L。单位体检提示乳腺彩超未见明显异常，无双下肢静脉血栓。

一般资料：月经史：11 岁初潮，其间月经正常。无烟酒及特殊药物使用史。家族无类似病史。肝肾功能正常，吞咽功能正常。

病例分析：

本案例符合抗骨质疏松症药物治疗适应证［①DXA 骨密度检查：$T\leqslant$ $-2.5SD$（无论是否有过骨折）］；属于骨折高风险组（符合骨质疏松症诊断的患者均属于骨折高风险者）。因此初始用药选择阿仑膦酸钠治疗，考虑患者有子宫，有雌激素缺乏症状，在阿仑膦酸钠基础上加用雌、孕激素周期治疗。

药物治疗：① 碳酸钙 D_3 600mg，每日 2 次；骨化三醇 0.25μg，每日 2 次。

② 抗骨质疏松治疗：阿仑膦酸钠维 D_3 片（70mg/片，每次口服 1 片，每周 1 次，每年复查骨密度，预计使用 3～5 年）；戊酸雌二醇 1mg/d＋安宫黄体酮 2mg/d（每日 1 次，妇科门诊随诊，根据激素水平调整应用）。

生活方式治疗：调整饮食、多晒太阳、适量运动。

3.2.1.5 选择性雌激素受体调节剂类药物（雷洛昔芬）

雷洛昔芬是目前国内唯一上市用于预防和治疗骨质疏松症的选择性雌激素受体调节剂（selective estrogen receptor modulators，SERM）。SERM 不是雌激素，而是与雌激素受体（estrogen receptor，ER）结合后，在不同靶组织使 ER 空间构象发生改变，从而在不同组织发挥类似或拮抗雌激素的不同生物效应。雷洛昔芬在骨骼与 ER 结合，发挥类雌激素的作用，抑制骨吸收，增加骨密度，降低椎体和非椎体骨折发生风险，而在乳腺和子宫，雷洛昔芬则发挥拮抗雌激素的作用，因而不刺激乳腺和子宫，有研究表明该类药物能够降低雌激素受体阳性浸润性乳腺癌的发生风险。

雷洛昔芬总体安全性良好。目前研究表明，雷洛昔芬最常见的不良反应是潮热和肌肉痉挛。国外报道该药有轻度增加静脉栓塞的危险性，国内尚未见类似报道。故有静脉栓塞病史及有血栓倾向者，如长期卧床和久坐者禁用。对心血管疾病高风险的绝经后女性研究显示，雷洛昔芬并不增加冠状动脉疾病和卒中风险。

目前有几种选择性雌激素受体调节剂已经进入临床试验，但由于子宫内膜刺激或子宫脱垂而失败。目前，一种药物的临床试验已经接近尾声——巴多昔芬，它正在作为一种单一药物在临床应用的同时，在临床上与结合雌激素联合开发，在这种情况下，它主要是为了防止结合雌激素刺激子宫内膜，并取代激素治疗中的黄体酮。这种组合对疾病终点的后果是完全未知的，尽管它确实减轻了绝经症状，防止骨丢失，并很好地控制阴道出血。阿唑昔芬是临床试验中的第三个SERM，但距离临床使用还需要几年的时间。

❖ **典型病例 3-9** ─────────────────

患者龙某，女性，54 岁，因"腰背部疼痛不适半年，周身酸痛半月余"门诊就诊。

现病史：半年前患者因腰背部疼痛在外院完善腰椎 MRI，提示腰椎退行性改变，予药物对症处理，效果欠佳。近半月患者自觉周身酸痛不适，遂前往门诊就诊，完善骨密度检查，T 值为－2.6SD。单位体检提示无双下肢静脉血栓。抽血检查：FSH 51.6IU/L、LH 61.53 IU/L、雌激素 10.8IU/L。

一般资料：月经史：12 岁初潮，其间月经正常。无烟酒及特殊药物使用史。家族无类似病史。肝肾功能正常，吞咽功能正常。4 年前患者因左侧乳腺癌在外院行乳腺切除＋化疗治疗，近期复查正常。

病例分析：

本案例符合抗骨质疏松症药物治疗适应证〔①DXA 骨密度检查：$T \leqslant$

—2.5SD（无论是否有过骨折）]；属于骨折高风险组（符合骨质疏松症诊断的患者均属于骨折高风险者）。因此初始用药选择阿仑膦酸钠治疗，考虑患者雌激素水平低下，但曾患乳腺癌，因此在阿仑膦酸钠基础上加用雷洛昔芬治疗。

药物治疗： ① 碳酸钙 D_3 600mg，每日 2 次；骨化三醇 0.25μg，每日 2 次。

② 抗骨质疏松治疗：阿仑膦酸钠维 D_3 片（70mg/片，每次口服 1 片，每周 1 次，每年复查骨密度，预计使用 3～5 年）；雷洛昔芬（雷洛昔芬片剂，60mg/片，每次口服 60mg，每日 1 次，妇科门诊随诊，根据激素水平调整应用）。

生活方式治疗： 调整饮食、多晒太阳、适量运动。

3.2.2 骨形成促进剂——甲状旁腺激素

骨骼是钙的主要储存库，可将血清钙水平保持在正常范围内，而天然甲状旁腺激素（PTH）能够调节骨骼和肾脏中钙和磷酸盐的代谢。血清钙水平的降低刺激甲状旁腺素的产生，从而刺激骨转换和骨结合钙的释放，进而增加血清钙水平。甲状旁腺激素能促进钙的肾滞留、磷酸盐的排泄和 25-羟基维生素 D_3 的 1α-羟基化，从而增加钙的胃肠吸收。

特立帕肽作为人甲状旁腺激素的活性片段，皮下给药的半衰期约为 1h，是促进骨形成的代表性药物，于 2002 年获美国食品药品监督管理局批准，2011 年在中国上市，成为中国迄今为止唯一一类可促进骨合成代谢的药物，能够显著促进骨质疏松患者骨形成、增加骨量。多项研究表明，特立帕肽较其他治疗药物能更加高效地快速改善骨质疏松患者骨密度，提升患者生活质量。甲状旁腺激素首先刺激骨形成，随后增加骨吸收（合成代谢窗口）（图3-4），而特立帕肽就作用于合成代谢窗口期，能最大化甲状旁腺激素的作用，从而刺激成骨细胞活性，促进骨形成，增加骨密度，改善骨质量，降低椎体和非椎体骨折风险。

单独应用特立帕肽可明显促进老年性骨质疏松症患者的骨形成。研究表明，老年性骨质疏松症患者每日皮下注射特立帕肽 20μg，发现在治疗期间特立帕肽不仅能降低患者骨折发生率，减少非甾体抗炎药物的使用，还显著增加腰椎和股骨颈骨密度。对接受了至少 1 年抗骨质吸收药物治疗的老年性骨质疏

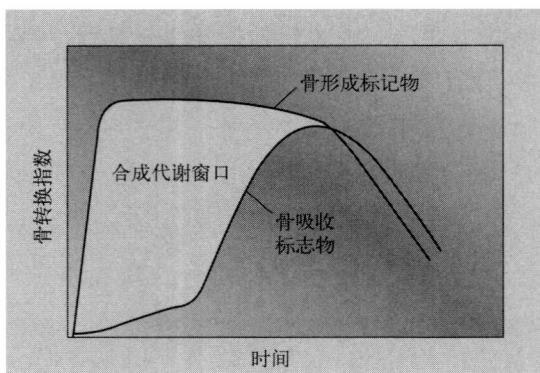

图 3-4 PTH 作为骨骼的合成代谢剂动力学模型

合成代谢基于骨形成和骨吸收标志物之间变化动力学的差异,形成了一个
"合成代谢窗口",在此期间,甲状旁腺激素的作用被认为是最大的

松症患者给予特立帕肽每日 $20\mu g$,治疗 18 个月,发现在特立帕肽治疗期间几乎全部患者未发生骨折,骨矿物质密度明显增加,患者生活质量逐步提高,停药后 6 个月骨密度也未发生明显变化。通过对特立帕肽治疗超过 12 个月的多例老年性骨质疏松症股骨骨折患者的随访调查发现,特立帕肽可明显提升其腰椎及髋部骨密度、加快骨折愈合速度。特立帕肽不仅可以提升老年性骨质疏松症患者腰椎和股骨粗隆小梁骨的骨量,还能明显缓解其短期甚至长期的骨痛症状,提高患者生活质量。此外,特立帕肽联合其他药物治疗也可显著提升老年性骨质疏松症患者骨量。

研究已经表明,年龄并不影响特立帕肽的效力或安全性。其不良反应包括直立性低血压、腿部痉挛、头晕和注射部位反应、高钙血症和低钙血症、高尿酸血症或甲状旁腺功能减退。限制特立帕肽应用的一个主要因素是成本,大约是双膦酸盐治疗成本的 10 倍。在特立帕肽治疗结束后,即使接着使用骨吸收抑制剂(如阿仑膦酸钠)后,其对骨折的保护作用似乎仍然持续存在。同时特立帕肽的使用疗程有限,一般使用特立帕肽不超过 2 年,当停用特立帕肽后建议序贯骨吸收抑制剂治疗以维持或增加骨密度,持续降低骨折发生风险。

患者赵某，女性，72 岁，因"反复胸腰椎多发骨折 5 年，再发腰痛 3d"入院。

现病史：5 年前患者跌倒后腰痛，腰椎 MRI 显示 T12 压缩性骨折，骨密度示腰椎 T 值最低为 $-3.2SD$，予卧床保守治疗，并每年进行唑来膦酸静脉滴注抗骨质疏松治疗，其间骨密度 T 值波动于 $-2.8SD \sim -1.8SD$ 之间，本次腰痛入院检查腰椎 MRI 发现 L1、L2 压缩性骨折，今年复查骨密度提示 T 值为 $-3.0SD$，家属仍然要求保守治疗与进一步抗骨质疏松治疗。

一般资料：既往冠心病病史 10 年。月经史：11 岁初潮，49 岁绝经，其间月经正常。无烟酒及特殊药物使用史。家族无类似病史。肾功能正常，肌酐清除率大于 35mL/min。

病例分析：

本案例患者使用双膦酸盐抗骨质疏松已超 5 年，再继续应用常常伴随不良反应，比如非典型股骨骨折（AFF）或颌骨坏死（ONJ），并且本例患者对于双膦酸盐药物敏感性一般，临床效果欠佳；目前患者骨折风险依然很高，可给予其他机制类抗骨质疏松症药物序贯治疗，如特立帕肽或罗莫佐单抗。因此本病例用药选择特立帕肽序贯治疗。

药物治疗：① 采用保守治疗的方式，嘱患者绝对卧床休养，同时补充碳酸钙 D_3 600mg，每日 2 次；骨化三醇 0.25μg，每日 2 次。

② 抗骨质疏松治疗：特立帕肽（20μg，皮下注射，每日 1 次，每年复查骨密度，预计使用 2 年）。

生活方式治疗：调整饮食、多晒太阳、骨折康复后适量运动。

3.2.3　双重作用药物

罗莫佐单抗（Romosozumab）是以骨硬化蛋白为靶点的人源化 IgG2 单克隆抗体，可与骨硬化蛋白结合并抑制骨硬化蛋白的表达，降低骨硬化蛋白对 Wnt

信号通路的竞争性抑制，拮抗其对骨代谢的负向调节作用，从而促进骨形成和减少骨吸收，发挥治疗骨质疏松症的作用，已被证明能在使用罗莫佐单抗治疗后的前 3 个月内快速促进骨形成。因此，罗莫佐单抗可以用于治疗骨质疏松症患者，直到他们的骨密度和骨强度正常。

它还能刺激 RANKL 的产生和骨吸收。通过机械负荷、甲状旁腺激素、雌激素和硬化蛋白抗体，罗莫佐单抗可降低不同严重程度的骨质疏松症的绝经后妇女的新发椎体骨折风险，且疗效优于双膦酸盐类药物。罗莫佐单抗可降低非椎体骨折和髋部骨折的发生率，这为骨折高风险患者使用罗莫佐单抗提供了依据。美国 FDA 于 2019 年 4 月批准罗莫佐单抗用于治疗具有骨折高风险或其他抗骨质疏松症药物失败或不耐受的绝经后骨质疏松症患者，获批治疗骨质疏松症的疗程为 12 个月；同年 11 月 EMA 批准其上市，用于治疗具有骨折高风险且无心肌梗死或中风病史的绝经后骨质疏松症患者。我国尚未上市，正在进行 III 期临床试验。临床上推荐罗莫佐单抗的用法为皮下注射 210mg/次，1 次/月，持续 12 个月，注射部位可选择腹部、大腿或上臂其中两个部位，每个部位各注射 105mg/次。骨质疏松症患者在使用罗莫佐单抗治疗前和治疗期间应同时补充钙和维生素 D，严重肾损害或接受透析的患者应监测血钙水平。如在接受罗莫佐单抗治疗过程中出现过敏反应，应停药并立即就医。如果在使用罗莫佐单抗治疗 12 个月后仍需要对骨质疏松症进行治疗，则应考虑使用骨吸收抑制剂继续治疗。

罗莫佐单抗总体安全性良好。Wnt 信号通路存在于人体各个组织器官，并参与了机体内稳态和各个组织器官的损伤后修复。因此，罗莫佐单抗靶向激活 Wnt 信号通路也有可能引起全身其他器官的不良反应。使用时要注意监测心脏不良事件；注意过敏反应，如血管性水肿、多形性红斑、皮炎、皮疹和荨麻疹等，若发生应立即停药，并给予抗过敏治疗；在该药治疗期间，应补充充足的钙和维生素 D。

❖ 典型病例 3-11

患者吕某，女性，65 岁，因"左股骨颈骨折全髋置换术后 5 年，再发腰痛 1d"入院。

现病史：5年前患者跌倒后左髋疼痛，完善DR提示左股骨颈骨折，骨密度示左髋 T 值最低为 $-3.5SD$，予左全髋置换术＋口服阿仑膦酸钠维 D_3 片抗骨质疏松治疗，其间骨密度 T 值波动于 $-2.9SD$～$-2.7SD$ 之间，本次腰痛入院检查腰椎MRI发现L2压缩性骨折，今年复查骨密度提示 T 值为 $-3.0SD$，家属要求保守治疗与进一步抗骨质疏松治疗。

一般资料：否认冠心病史。月经史：11岁初潮，49岁绝经，其间月经正常。无烟酒及特殊药物使用史。家族无类似病史。

病例分析：

本案例患者使用双膦酸盐抗骨质疏松治疗已超5年，再继续应用常常伴随不良反应，比如非典型股骨骨折或颌骨坏死，并且对于双膦酸盐类药物敏感性一般，临床效果欠佳；目前患者骨折风险依然很高，可给予其他机制类抗骨质疏松症药物序贯治疗，如特立帕肽或罗莫佐单抗。因此本例用药选择罗莫佐单抗序贯治疗。

药物治疗：① 采用保守治疗的方式，嘱患者绝对卧床休养。同时补充碳酸钙 D_3 600mg，每日2次；骨化三醇 $0.25\mu g$，每日2次。

② 抗骨质疏松治疗：罗莫佐单抗（每次210mg，选择腹部、大腿或上臂其中两个部位，每个部位皮下注射105mg，每月1次。总疗程为12个月，1年后复查骨密度）。

生活方式治疗：调整饮食、多晒太阳、骨折康复后适量运动。

3.2.4 其他机制类药物

3.2.4.1 活性维生素D及其类似物

现在维生素D供应不足被认为是导致骨质疏松症最重要的因素之一。维生素D在预防和治疗骨质疏松症方面发挥着极其重要的作用，因为它是迄今为止我们能采取的最简单、最便宜的元素。因此，充分认识和理解维生素D对骨骼的影响将具有巨大的价值和益处。真正的维生素D有两种形式：维生素 D_2（麦角钙化醇）和维生素 D_3（胆钙化醇）。人类和哺乳动物体内维生素D的天然生理形式是

维生素 D_3，维生素 D_3 被认为是灵长类动物（包括人类）中更有效、更天然的维生素 D 形式。

目前国内上市治疗骨质疏松症的活性维生素 D 及其类似物有阿法骨化醇、骨化三醇及艾地骨化醇（具体区别见表 3-5）。

表 3-5　阿法骨化醇、骨化三醇和艾地骨化醇临床使用区别

	阿法骨化醇	骨化三醇	艾地骨化醇
适应证	NMPA 批准的适应证为骨质疏松症等	NMPA 批准的适应证为绝经后及老年性骨质疏松症等	NMPA 批准的适应证为绝经后骨质疏松症
疗效	通过转化为骨化三醇发挥作用，促进肠道对钙和磷的吸收，抑制甲状旁腺激素（PTH）的分泌，调节骨代谢，增加骨密度，增强老年人肌肉力量和平衡能力，减少跌倒的发生率，进而降低骨折风险	直接与维生素 D 受体结合，快速调节钙磷代谢，抑制 PTH 的分泌，增加骨密度，增强老年人肌肉力量和平衡能力，减少跌倒的发生率，进而降低骨折风险	增加患者骨密度，降低椎体和非椎体骨折风险
用法	阿法骨化醇胶丸：$0.25\mu g$/粒、$0.5\mu g$/粒或 $1.0\mu g$/粒，口服，每次 $0.25\sim1.0\mu g$，每日 1 次	骨化三醇胶丸：$0.25\mu g$/粒、$0.5\mu g$/粒，口服，每次 $0.25\mu g$，每日 $1\sim2$ 次	艾地骨化醇胶囊：$0.50\mu g$/粒或 $0.75\mu g$/粒，口服，每次 1 粒，每日 1 次
注意事项	治疗期间应注意监测血钙和尿钙，特别是同时补充钙剂者；肾结石患者慎用		
禁忌证	高钙血症者	高钙血症者	高钙血症者、孕妇及哺乳期患者

（1）骨化三醇

骨化三醇是第一个应用于临床的活性维生素 D_3 类药物，是已被阐明的 40 余种维生素 D 代谢产物中对骨和钙代谢最具有生物学作用的一种。骨化三醇对钙的吸收具有一定的促进作用，适于不同人群使用。一项对过去 40 年骨化三醇临床应用的系统性文献回顾发现，骨化三醇能有效减少骨质流失，刺激骨形成，减少骨吸收；且发现 70 岁以上老年女性骨化三醇组与对照组相比，骨吸收下降显著。虽然骨化三醇单独治疗可减少骨量流失，但是对预防骨折的证据还不够充分。有

研究证明，骨化三醇联合其他药物如双膦酸盐、雌激素、降钙素等，与单独用药相比，可显著提高骨密度水平。高钙血症是骨化三醇治疗的一个常见并发症，常引发被迫减药或终止治疗。高钙血症的发生与服药频率和服药剂量紧密相关，间断给药可有效降低高钙血症的发生率。

（2）阿法骨化醇

阿法骨化醇从 1981 年开始作为骨质疏松症治疗药物而广泛使用。阿法骨化醇作为一种激素原或激素前体，区别于激素类的骨化三醇，长期服用不会带来激素类的不良反应。阿法骨化醇只通过肝脏一步转化，不经肾脏，在肝脏迅速羟化为 $1,25(OH)_2D_3$，分布于肠道、骨等靶组织内并与其受体结合，这使阿法骨化醇在治疗骨质疏松症时具有良好的靶位性及高转换性。阿法骨化醇对老年骨质疏松症有良好疗效，能显著增强老年人肌肉强度、肌肉功能及平衡性，从而降低骨折及跌倒风险。长期用药，阿法骨化醇易导致高钙血症和高尿钙，短期用药者偶见轻度胃肠道反应，口服胃动力药物对症治疗后可缓解，不影响继续服药。

（3）艾地骨化醇

艾地骨化醇是继阿法骨化醇后又一用于治疗骨质疏松症的新型活性维生素 D_3 衍生物类药物。该药对易患维生素 D 缺乏的老年人尤为适合，其与 CYP 酶系代谢的药物间很少产生相互作用，提高了老年患者联合用药的安全性，但孕妇及哺乳期患者禁止使用艾地骨化醇。

艾地骨化醇改善骨密度与骨强度的疗效优于骨化三醇和阿法骨化醇。与阿法骨化醇组相比，治疗 36 个月后艾地骨化醇组椎体性骨折发生率更低，并能更显著地降低骨转换的生物标志物及提高骨密度。艾地骨化醇比阿法骨化醇降低 3 年内骨质疏松性骨折的效力更强，并在降低非椎骨骨折发生率方面也优于阿法骨化醇，这可能与艾地骨化醇对骨密度、骨骼结构和骨转换的强效影响有关。血钙和尿钙水平升高同样也是艾地骨化醇最常见的不良反应。艾地骨化醇作为一种更优的骨质疏松治疗药物，将在全球抗骨质疏松症战役中发挥作用。

活性维生素 D 对骨质疏松症高危人群和确诊人群尤其是老年患者是必需的。

活性维生素 D 及其类似物都易造成高血钙和高尿钙，不推荐作为日常补充，长期应用应在医师指导下使用，并定期监测血钙和尿钙水平，发现异常应减量或停药。活性维生素 D 及其类似物与其他抗骨质疏松药物联合使用效果更好。用活性维生素 D 及其类似物治疗骨质疏松症在常用剂量范围内总体是安全的，但由于其不良反应与狭窄的治疗窗，活性维生素 D 及其类似物的用量应根据患者的年龄、饮食摄入量、血浆 25(OH)D$_3$ 水平、潜在疾病等进行具体调节，维生素 D 缺乏者可能需要更大的补充剂量。建议把患者血清活性维生素 D 水平作为骨质疏松症治疗的常规检查，指导临床用药，做到个体化治疗。

❖ **典型病例 3-12** ────────

患者张某，女性，58 岁，因"右桡骨远端骨折术后 2 年，反复周身酸痛半年余"门诊就诊。

现病史： 2 年前患者因跌倒致右桡骨远端骨折，在我院行手法复位夹板固定保守治疗，门诊医师要求其服用钙剂，但患者自述服用钙剂后出现便秘情况，遂拒绝服用钙剂，半年前患者逐渐出现四肢关节酸痛，药物对症处理效果欠佳，遂前往我院门诊就诊，完善骨密度检查，示 T 值最低为 −1.9SD。

一般资料： 否认冠心病史。月经史：11 岁初潮，49 岁绝经，其间月经正常。无烟酒及特殊药物使用史。家族无类似病史。

病例分析：

本案例符合抗骨质疏松症药物治疗适应证（③非药物治疗未能防止进一步的骨丢失或低暴力下骨折的女性患者）；属于骨折高风险组（符合骨质疏松症诊断的患者均属于骨折高风险者）。因此初始用药选择阿仑膦酸钠治疗，但患者自述服用钙剂后出现便秘情况，无法口服钙剂，遂需要充分补充活性维生素 D，同时嘱患者加强饮食以摄入足量的钙，比如高钙牛奶等。

药物治疗： ① 碳酸钙 D$_3$ 600mg，每日 2 次；骨化三醇 0.25μg，每日 2 次。

② 抗骨质疏松治疗：阿仑膦酸钠维 D$_3$ 片（70mg/片，每次口服 1 片，每周 1 次，每年复查骨密度，预计使用 3~5 年）。

生活方式治疗： 调整饮食、多晒太阳、适量运动。

3.2.4.2　维生素 K 类

维生素 K 是一类脂溶性维生素，主要包括叶绿基甲萘醌（维生素 K_1）和甲基萘醌（维生素 K_2）。而其中四烯甲萘醌是维生素 K_2 的一种同型物，是 γ-羧化酶的辅酶，在 γ-羧基谷氨酸的形成中起着重要作用。γ-羧基谷氨酸是骨钙素发挥正常生理功能所必需的，具有提高骨量的作用。维生素 K 可提高血中骨钙素水平，减缓骨密度下降，对老年性和绝经后骨质疏松症均有效。维生素 K 属于脂溶性维生素，在小肠内吸收，其吸收依赖于胆盐，故空腹服用吸收差，合并肝胆疾病伴脂肪吸收障碍者口服效果不良。

四烯甲萘醌总体安全性良好，上市以来没有严重不良事件发生，常见不良反应为胃肠道反应，一般程度轻微，少数患者出现皮肤瘙痒、水肿和转氨酶暂时性轻度升高。需要注意的是，与华法林合用可影响抗凝药的效果，导致华法林抗凝作用大大减弱，因此服用华法林的患者禁忌使用该药物。

❖ **典型病例 3-13** ────────

患者方某，女性，68 岁，因"现骨质疏松 15 年，腰背部隐痛 1 周"入院。

现病史：15 年前患者单位体检时发现中度骨质疏松，但未经系统治疗，仅间断服用钙剂。1 周前拎重物后腰痛，腰椎 MRI 显示 T12 压缩性骨折，骨密度检查示腰椎 T 值最低为 $-3.2SD$，入院治疗，入院抽血提示钙、磷等元素水平正常，但维生素 D 水平下降，血清 I 型前胶原 N-端前肽偏高，血清 I 型胶原交联 C-末端肽（CTX）水平也较高。

一般资料：高血压病史 10 年，未用药。月经史：15 岁初潮，45 岁绝经，其间月经正常。无烟酒及特殊药物使用史。家族无类似病史。

病例分析：患者确诊为绝经后骨质疏松症，可积极进行抗骨质疏松治疗，常规钙剂＋骨化三醇基础治疗外，可联合应用四烯甲萘醌以提高血中骨钙素水平，减缓骨密度的下降。

药物治疗：① 碳酸钙 D_3 600mg，每日 2 次；骨化三醇 0.25μg，每日 2 次；四烯甲萘醌 15mg，每日 3 次。

② 抗骨质疏松治疗：唑来膦酸 5mg 静滴，每年 1 次。

生活方式治疗：调整饮食、多晒太阳、适量运动。

3.2.4.3 锶盐（雷奈酸锶）

在人体内，锶是一种微量元素。成年人每天摄入的锶约为 4mg。这种元素的主要来源是叶菜、谷物和乳制品（提供锶 1.2～2.3mg/d），饮用水提供 0.7～2mg/d。锶很难被人体吸收，吸收水平为 25%～30%。大部分被吸收的锶存在于骨骼中，但其含量仅为钙含量的 0.035%。锶在人体中的作用尚不完全清楚，也尚未得到充分解释。

雷奈酸锶作为噻吩乙酰酸的盐于 1993 年由 Marie 等人首次引入，自 2004 年以来已在 70 多个国家使用和注册。雷奈酸锶有双重药理作用，是可同时抑制骨吸收及促进骨形成的首个上市药物，于体内外均具有较好的生物利用度、耐受性及良好生物活性。该药可增加非胶原蛋白、胶原蛋白合成，通过增强前成骨细胞增殖以促进骨形成；且能抑制破骨细胞分化以抑制骨吸收。故雷奈酸锶能优化骨形成及骨吸收，进而增加骨密度。

雷奈酸锶多用于绝经后骨质疏松症患者，降低椎骨、髋骨骨折的发生率。锶盐可作为治疗绝经后骨质疏松症双膦酸盐的替选药物。但是雷奈酸锶不宜与钙和食物同时服用，以免影响药物吸收。不推荐在肌酐清除率＜30mL/min 的重度肾功能损害患者中使用。雷奈酸锶治疗骨质疏松症的推荐剂量为每日 2g，口服。

但目前在临床试验中，使用雷奈酸锶上述剂量持续 5～10 年的治疗后，观察到雷奈酸锶存在严重副作用，因此目前雷奈酸锶一度退出临床一线口服治疗，关于口服药物的心血管风险和非致命性心肌梗死增长这方面的信息已经出现。最近，欧洲药品管理局（EMA）发布了关于雷奈酸锶使用方法的概述，但对其使用有许多限制。出于这个原因，研究已经开始寻求了一种替代的给药途径，以尽量减少与口服给药相关的严重副作用。目前，富含锶的生物材料成为新的研究方向，其局部释放锶的特性也许能避免全身性副作用。而雷奈酸锶对植入物固定的积极作用为这类生物材料的设计提供了科学依据，未来可能在骨科和牙科领域有重要应用。还有部分研究已经尝试以注射的形式局部使用雷奈酸锶，这也产生了有益的结果。

3.3 关于抗骨质疏松药物疗程和监控

3.3.1 抗骨质疏松过程的监控

骨质疏松症的一个特点是，患者不能容易地观察或感觉到治疗的好处，因为没有快速和容易测量的结果。由于这些原因，提高骨质疏松症治疗的依从性可能比控制血压或降血脂更困难。对于高血压或高脂血症患者，通过降低血压读数或血液胆固醇水平来证明对预后的改善作用相对容易。此外，也没有像糖尿病或哮喘那样明显的强化因素，这些症状往往提醒患者需要服用药物。在骨质疏松症中，依从性较差患者的骨转换率下降较小，骨密度增加较小，骨折的风险较大，因此对于抗骨质疏松过程的系统监控显得尤为重要。

对于未接受药物治疗的骨质疏松症患者应定期进行检查和评估，并考虑到在诊断时建立的基线值，以及患者的个人危险因素，应每 1～2 年检查一次骨密度（DXA）。而当患者身高下降超过 2cm 或急性背痛可能是腰椎骨折的症状，在这种情况下，需要立即进行相关检查并根据检查结果采取进一步措施。因为药物治疗骨质疏松症患者的目标是增加骨强度，从而减少骨折的风险。而接受药物治疗的患者最初应在前 2 年内每 3～6 个月进行一次放射学如骨密度检查，随后每 6～12 个月进行一次检查。但值得注意的是，患者骨密度没有增加并不一定意味着骨折风险的降低，因此评估骨折风险仍然应该依据骨折风险评估量表进行风险评估，而不是单纯依靠骨密度水平。然而，在一些医疗中心，每年骨密度测量 DXA 为首选方法，原因如下：①为了鼓励人们定期进行抗骨质疏松药物治疗；②强调抗骨质疏松治疗是以数年为单位进行计算的，从而告知患者抗骨质疏松长期治疗的必要性；③通过每年复查的骨密度的逐渐增加来激励患者，增加患者依从性。

3.3.2　抗骨质疏松治疗过程的"药物假期"

由于双膦酸盐类药物临床长时间持续用药常常伴随不良反应，再加之双膦酸盐类药物半衰期长、作用持久。所以"药物假期"一词由 Curtis 等人于 2008 年发表，这意味着双膦酸盐类药物在使用一段时间后，可以在暂时停药期间，既让患者获得抗骨质疏松的疗效，又能减少长期使用该药带来的潜在并发症风险。

药物假期，仅适用于双膦酸盐类药物。对于地舒单抗、雷洛昔芬、雌激素、甲状旁腺激素、特立帕肽、阿巴帕肽和罗索珠单抗这些药物而言，因为它们与骨羟基磷灰石没有关系，也不被纳入活跃的骨重塑部位，因此目前临床上应用上述药物时，不建议进入药物假期。停用这些药物会导致抗再吸收作用的反弹损失和骨密度的迅速损失，一般建议改用双膦酸盐类药物治疗。

药物假期的选择与否要根据双膦酸盐类药物治疗的获益与风险比而定。如果口服双膦酸盐类药物治疗 5 年后，若骨折风险不高（如骨密度 T 值高于－2.5SD且治疗期间未再发生骨折），可考虑进入药物假期，也就是停药 1～3 年。若骨折风险仍高，则治疗可适当延长至 10 年；对于骨折极高风险患者，可以酌情延长治疗时间，然后再考虑是否进入药物假期。而静脉用双膦酸盐类药物治疗 3 年后，若骨折转为低风险，可考虑进入药物假期；若为骨折极高风险患者，可持续治疗 6 年，再酌情考虑进入药物假期。若双膦酸盐类药物治疗已达到最大疗程，但患者骨折风险依然很高，可给予其他机制类抗骨质疏松症药物序贯治疗，如特立帕肽或罗莫佐单抗。

但药物假期患者需要定期随访，包括骨密度和实验室监测、钙和维生素 D 的摄入，以及相关运动。当患者出现新的骨折、骨折风险增加、骨密度显著下降和 CTX 较基线水平增加的时候，临床上应该选择立刻结束药物假期、恢复治疗还是选择继续进行药物治疗，目前这还是临床争论热点。然而，持续高骨折风险和/或多发性骨折的患者不应考虑药物假期，因为中断治疗的风险超过了益处。

尽管药物假期迄今缺乏循证医学的大样本研究证据，在真实世界中的获益与风险尚待进一步研究，但实施双膦酸盐类药物治疗患者的药物假期，要关注其可能出现的风险，进入药物假期的患者随着停药时间的延长，可能出现骨密度下降、骨转换标志（BTM）上升、骨折风险增加。所以，若处于药物假期的患者，出现骨密度降低超过 DXA 测量的最小有意义变化值（least significant change，LSC）、BTM 水平较前明显升高、骨密度 $T \leqslant -2.5SD$，或发生新的脆性骨折，提示患者骨折风险升高，建议结束药物假期，重启抗骨质疏松症药物治疗，可以恢复使用双膦酸盐类药物或其他抗骨质疏松症药物。

❖ 典型病例 3-14

患者，女性，72 岁，因"反复腰椎多发骨折 10 余年，再发双下肢疼痛畸形 1 周"入院。

现病史：10 年前患者因绝经后骨质疏松症发生腰椎骨折使用阿仑膦酸钠治疗 6 年以及利塞膦酸钠治疗 1 年。患者双侧下肢疼痛 1 周后 X 线检查诊断为双侧非典型股骨骨折（AFF）。

一般资料：既往高血压、糖尿病、冠心病病史 10 余年。月经史：11 岁初潮，51 岁绝经，其间月经正常。无烟酒及特殊药物使用史。家族无类似病史。

病例分析：本案例患者使用双膦酸盐类药物抗骨质疏松已超 5 年，伴随非典型骨折之不良反应；目前患者骨折风险依然很高，药物给予特立帕肽序贯治疗。

药物治疗：① 采用保守治疗的方式，嘱患者绝对卧床休养，同时补充碳酸钙 D_3 600mg，每日 2 次；骨化三醇 0.25μg，每日 2 次。

② 抗骨质疏松治疗：特立帕肽 20μg，皮下注射，每日 1 次，每年复查骨密度，预计使用 2 年。

手术治疗：双侧股骨髓内钉固定。

生活方式治疗：调整饮食、多晒太阳、骨折康复后适量运动。

3.4 关于抗骨质疏松症药物的联合和序贯治疗

3.4.1 抗骨质疏松症药物的联合治疗

骨质疏松症属于患病率高、危害严重的慢性疾病，需要采取多种有效药物进行长期的联合或序贯治疗，以增加骨密度，降低骨折风险。治疗过程中，应关注药物的治疗获益和潜在不良反应；对于不同作用机制的药物是否能够联合使用，取决于循证医学证据，还应充分考虑药物经济学的影响。此外，治疗方案须根据患者骨折风险分层、临床情况进行个体化选择。

联合治疗方案

（1）基础补充剂的联合应用

钙剂与维生素 D 作为基础治疗药物，可以与骨吸收抑制剂或骨形成促进剂联合使用。另外，在使用骨吸收抑制剂如双膦酸盐、地舒单抗、降钙素，或者骨形成促进剂如雷洛昔芬、特立帕肽的过程中，患者应补充钙和维生素 D，如果饮食摄入不足，应通过药物来进行补充。

（2）骨吸收抑制剂与骨形成促进剂联合应用

阿仑膦酸钠与特立帕肽联合治疗绝经后骨质疏松症患者，并未获得较特立帕肽单药治疗更多获益，故不建议这两类药物联合使用；而唑来膦酸与特立帕肽联合治疗 1 年，以及地舒单抗与特立帕肽联合治疗 1 年，均可增加腰椎和髋部骨密度，但目前这两种联合治疗方案均缺乏长期随访研究数据，鉴于治疗成本与获益以及未知的潜在不良反应，该联合治疗方案建议酌情用于骨折极高风险患者。

虽然不建议联合使用相同作用机制的抗骨质疏松症药物，但降钙素例外，它作为骨吸收抑制剂，但短期内可以与其他骨吸收抑制剂药物联合使用，起到缓解骨质疏松性疼痛的目的。

❖ **典型病例 3-15** ————————————————

患者，女性，78 岁，因 "反复腰背部骨折 10 余年，再发跌倒致右腕、右髋疼痛，腰背部疼痛不适 2d" 入院。

现病史：10 余年前患者因 T12、L3 骨折在医院行经皮椎体成形术（PVP）治疗，2d 前患者跌倒后致右桡骨远端骨折，右股骨颈骨折，L1、L3 压缩性骨折，骨密度检查示腰椎 T 值最低为 -3.9SD。予行桡骨骨折保守治疗、股骨颈半髋置换手术、腰椎椎体成形术。住院期间，患者自述四肢酸痛不适，常需要阿片类药物镇痛。

病例分析：本案例为重度骨质疏松症患者，伴全身多处脆性骨折，属于骨折极高危风险患者。因此初始用药选择唑来膦酸与特立帕肽联合治疗，同时考虑患者周身骨痛明显，予降钙素减轻骨质疏松性骨痛。

药物治疗：① 基础补充剂的联合应用：碳酸钙 D_3 600mg，每日 2 次；骨化三醇 0.25μg，每日 2 次；四烯甲萘醌 15mg，每日 3 次。

② 骨吸收抑制剂与骨形成促进剂的联合应用：唑来膦酸（5mg，静脉滴注，每年 1 次）＋特立帕肽（20μg，皮下注射，每日 1 次）。

③ 降钙素短期内联合使用：鲑降钙素鼻喷剂，每次 200IU 喷鼻，每日 1 次，连续应用 2～3 个月。

生活方式治疗：调整饮食、多晒太阳、骨折康复后适量运动。

3.4.2 抗骨质疏松症药物的序贯治疗

当骨质疏松症患者使用特立帕肽或地舒单抗等短效作用药物，当疗程足够，需要停药，但须维持治疗效果者，需进行序贯治疗。

（1）不同作用机制药物的序贯治疗

① 特立帕肽序贯双膦酸盐类药物或地舒单抗：可有效增加骨密度，降低骨

折风险，是较为合适的序贯治疗模式。

②地舒单抗序贯特立帕肽或罗莫佐单抗：地舒单抗序贯特立帕肽治疗显示腰椎骨密度短期（半年）下降，股骨颈和全髋部骨密度1年之内持续下降，之后骨密度逐渐增加。鉴于骨密度变化趋势所示，此种序贯模式尚待商榷，可酌情用于骨吸收抑制剂使用时间过长，颌骨坏死或非典型股骨骨折风险较高患者的备选方案；或因骨吸收抑制剂长期使用，已出现颌骨坏死或非典型股骨骨折且仍处于骨折极高风险患者的替代治疗方案。

也有研究提出，在绝经后骨质疏松女性患者中，使用地舒单抗治疗后切换到特立帕肽治疗时，会导致进行性或短暂的骨质流失。在地舒单抗治疗后序贯罗莫佐单抗治疗或许可以避免这种情况。在地舒单抗治疗后序贯罗莫佐单抗治疗，腰椎骨密度继续增加，而全髋骨密度维持在原来水平。

③罗莫佐单抗序贯双膦酸盐类药物或地舒单抗：第一疗程（12个月）的罗莫佐单抗治疗，在12个月药物假期后重新开始第二疗程，将快速导致骨密度显著增加，且安全性与第一疗程相似，表明新一疗程的罗莫佐单抗治疗有积极意义。罗莫佐单抗的疗程限制在12个月，第二疗程仍处于临床探索阶段。

鉴于罗莫佐单抗的停药反应，完成一个疗程之后序贯别的药物治疗，对维持骨密度尤为重要。双重作用药物罗莫佐单抗序贯双膦酸盐类药物或地舒单抗，可有效维持或提高腰椎和髋部骨密度，降低椎体和非椎体骨折风险，是较为合适的序贯治疗模式，目前研究指出罗莫佐单抗序贯地舒单抗的疗效优于罗莫佐单抗序贯双膦酸盐类药物。

④特立帕肽联合地舒单抗治疗后，序贯唑来膦酸：可以明显增加股骨颈和全髋部骨密度。考虑治疗的成本与获益，此治疗方案适用于骨折极高风险患者的序贯治疗。

（2）相同作用机制药物的序贯治疗

①口服阿仑膦酸钠序贯罗莫佐单抗或者地舒单抗：均可有效增加腰椎和全髋部骨密度；地舒单抗增加骨密度的作用更明显，但无降低骨折风险的对比数据。此种序贯方式建议酌情用于口服双膦酸盐类药物无法耐受或者效果不佳的高

骨折或极高骨折风险患者。

研究也指出从双膦酸盐过渡到地舒单抗或罗莫佐单抗治疗时，序贯罗莫佐单抗的疗效优于序贯地舒单抗的治疗。研究表明，序贯罗莫佐单抗连续 12 个月增加骨密度，腰椎骨密度的增加显著优于序贯地舒单抗组，而两组全髋骨密度和股骨颈骨密度增加相似。

② 地舒单抗序贯唑来膦酸：此治疗方案适用于地舒单抗不适当停药或者患者主观要求停药时的挽救方案，可极大程度地避免因地舒单抗停药导致的骨量快速丢失及骨折风险升高。

由于除双膦酸盐类药物以外，其他抗骨质疏松药物均无药物假期。地舒单抗治疗 5～10 年后应重新评估骨折风险，对于仍然处于高骨折风险的患者，可序贯其他抗骨质疏松药物或继续地舒单抗治疗。特立帕肽目前批准疗程不超过 24 个月，罗莫佐单抗批准疗程为 12 个月，上述药物均为短效作用药物，疗程结束或停药后，须开启序贯治疗。

❖ **典型病例 3-16** ┄┄┄┄┄┄┄┄┄┄┄┄┄┄┄┄┄┄┄┄┄┄┄┄┄┄┄┄┄┄┄┄┄

患者，女性，63 岁，因"腰椎骨折术后 1 年"门诊就诊。

现病史：1 年前患者因 L2 腰椎骨折在外院行经皮椎体后凸成形术（PKP），术后行唑来膦酸滴注治疗，目前已进行 1 次滴注，患者由于上次静脉滴注时出现发热、呕吐等不适，强烈拒绝静脉滴注双膦酸盐类药物，过来咨询门诊医师接下来的药物使用方案。

病例分析：本案例为重度骨质疏松症患者，初始用药选择唑来膦酸，患者由于唑来膦酸用药时出现不良反应，主观要求停药，遂门诊医师予更换方案为阿仑膦酸钠口服治疗。

药物治疗：① 继续基础补充剂的联合应用：碳酸钙 D_3 600mg，每日 2 次；骨化三醇 0.25μg，每日 2 次。

② 阿仑膦酸钠维 D_3 片（70mg/片，每次口服 1 片，每周 1 次，每年复查骨密度，预计使用 3～5 年），要求患者必须坚持口服 3～5 年方可停药。

生活方式治疗：调整饮食、多晒太阳、骨折康复后适量运动。

❖ **典型病例 3-17** ────────

患者，女性，57 岁，因 "反复腰背部酸痛不适 2 余年" 门诊就诊。

现病史：2 年前患者因腰背部酸痛不适在我院门诊就诊，完善骨密度检查，提示 T 值为 $-2.9SD$。门诊予地舒单抗抗骨质疏松治疗，目前已进行 4 次注射，患者由于自身原因，暂决定停用地舒单抗治疗，过来咨询门诊医师接下来的药物使用方案。

病例分析：本案例为重度骨质疏松症患者，初始用药选择地舒单抗，患者主观要求停药，由于地舒单抗没有药物假期，骤然停药会出现骨密度急剧下降，此时可选择双膦酸盐类药物进行序贯治疗，可极大程度地避免由地舒单抗停药导致的骨量快速丢失及骨折风险升高。

药物治疗：① 继续基础补充剂的联合应用：碳酸钙 D_3 600mg，每日 2 次；骨化三醇 0.25μg，每日 2 次。

② 唑来膦酸（5mg，静脉滴注，每年 1 次），要求患者必须严格注射 3~5 年方可停药。

生活方式治疗：调整饮食、多晒太阳、骨折康复后适量运动。

参考文献

［1］史晓林，刘康．老年性骨质疏松症中西医结合诊疗指南［J］．中国骨质疏松杂志，2024，30（07）：937-946.

［2］中华医学会骨质疏松和骨矿盐疾病分会，章振林．原发性骨质疏松症诊疗指南（2022）［J］．中国全科医学，2023，26（14）：1671-1691.

［3］Ralston S H．NICE guidance for osteoporosis：women aged over 75 with fragility fractures should have DEXA［J］．BMJ，2009，338：b2340.

［4］Russell R G G．Bisphosphonates：the first 40 years．［J］．Bone，2011，49（1）：2-19.

［5］Crandall C．Risedronate［J］．Archives of Internal Medicine，2001，161（3）：353-360.

［6］Wang Q，Chen D，Lu C，et al. Systematic review：Ibandronate sodium for postmenopausal osteoporosis［J］．Bone，2008，43（supp-S1）：S69-S69.

［7］Neldi V，Yulistiani Y. Zoledronic Acid Use and Adverse Drug Reaction（ADR）［J］．Research Journal of Pharmacy and Technology，2022，15（5）：2327-2333.

[8] Moen M D，Keam S J．Denosumab：a review of its use in the treatment of postmenopausal osteoporosis．［J］．Drugs & Aging，2011，28（1）：63-82.

[9]《中国老年骨质疏松症诊疗指南》工作组，中国老年学和老年医学学会骨质疏松分会，中国医疗保健国际交流促进会骨质疏松病学分会，等．中国老年骨质疏松症诊疗指南（2023）［J］．中华骨与关节外科杂志，2023，16（10）：865-885.

[10] Reid David M. Handbook of Osteoporosis［M］．London：Springer Healthcare Ltd，2011.

[11] 中华医学会妇产科学分会绝经学组．绝经期管理与激素补充治疗临床应用指南（2012版）［J］．中华妇产科杂志，2013，48（10）：5.

[12] Yasser El Miedany．New Horizonsin Osteoporosis Management［M］．London：Springer Healthcare Ltd，2022.

[13]《老年性骨质疏松症中西医结合诊疗指南》工作组，史晓林，刘康．老年性骨质疏松症中西医结合诊疗指南［J］．中国骨质疏松杂志，2024（07）：937-946.

[14]《中成药治疗优势病种临床应用指南》标准化项目组．中成药治疗骨质疏松症临床应用指南（2021年）［J］．中国中西医结合杂志，2022，42（04）：393-404.

[15] 中华医学会骨科学分会．骨质疏松性骨折诊疗指南（2022年版）［J］．中华骨科杂志，2022，42（22）：19.

4

骨质疏松性骨折手术
处理方案

4.1 总论

骨质疏松性骨折，作为骨质疏松症最为严重的并发症之一，对患者的生活质量造成了深远的影响。这种骨折不仅会导致患者日常活动能力的显著下降，还可能引发一系列的并发症，如长期疼痛、功能障碍甚至残疾，严重时还可能威胁到患者的生命安全。此外，骨质疏松性骨折还给患者的家庭带来了沉重的经济和心理负担，需要家庭成员投入大量的时间和精力进行照顾。

随着全球人口老龄化的不断加剧，骨质疏松性骨折的患病率呈现出显著上升的趋势。老年人是骨质疏松症的高发群体，随着年龄的增长，骨骼的强度和韧性逐渐下降，骨骼内部的结构变得疏松，从而增加了骨折的风险。此外，老年人往往还伴有其他慢性疾病，如高血压、糖尿病等，这些疾病的存在进一步增加了骨折的风险和治疗的复杂性。

因此，骨质疏松性骨折已经成为一个全球性的公共卫生问题。各国政府和卫生组织正在积极采取措施，通过提高公众对骨质疏松症的认识、推广健康的生活方式、加强骨质疏松症的筛查和预防工作等方式，来降低骨质疏松性骨折的发生率，减轻家庭和社会的负担。同时，医学界也在不断研究和开发新的治疗方法，以提高骨质疏松症的治疗效果，改善患者的生活质量。

4.1.1 骨质疏松性骨折概述

骨质疏松性骨折（osteoporotic fracture），也称为脆性骨折，是由于骨强度下降、骨脆性增加，在受到低能量外力或日常活动中即发生的骨折，是中老年常见的骨骼疾病，也是骨质疏松症的严重后果。通常在低能量外力或非暴力情况下发生，如日常生活中的跌倒或轻微外力作用。

骨质疏松性骨折在全球范围内呈现出高发性与广泛影响，特别是在老年人群中尤为显著。国际骨质疏松基金会（IOF）于 2023 年更新了骨质疏松防治指南，其中提到骨质疏松性骨折的全球发生率仍然很高，且随着人口老龄化加剧，这一问题变得更加严峻，在 50 岁及以上的年龄段中，女性遭受初次骨质疏松性骨折的风险高达 50%，而男性则为 20%。更为严峻的是，经历过初次骨折的患者中，有一半可能会遭遇再次骨折，形成了一个恶性循环，严重威胁着患者的生命质量和预期寿命。在中国，随着人口老龄化趋势的不断加剧，骨质疏松性骨折的患病率亦呈现出逐年上升的趋势。据预测，到 2035 年，我国居民在腕部、椎体和髋部等主要部位发生骨质疏松性骨折的病例数将达到约 483 万例次，而到了 2050 年，这一数字预计将攀升至近 599 万例次，给社会医疗资源和家庭带来沉重的负担。

骨质疏松性骨折多发生于骨骼结构相对薄弱或承重较大的部位，如胸腰段椎体、髋部（特别是股骨近端）、腕部（桡骨远端）以及肱骨近端等。这些部位的骨折不仅给患者带来剧烈的疼痛，还可能导致长期卧床、活动能力受限，进而引发一系列并发症，如肺部感染、褥疮、深静脉血栓形成等，严重时可危及生命。此外，骨折后的康复过程漫长且艰难，往往需要长期的医疗护理和康复训练，对患者及其家庭造成巨大的经济和心理压力。

随着医疗技术的不断进步，特别是内固定技术和人工关节置换术的不断优化，手术治疗骨质疏松性骨折的安全性和有效性得到了显著提升。对于老年骨质疏松性骨折患者，只要其整体健康状况允许，且存在明确的手术指征，早期手术治疗成为首选方案。通过手术，可以迅速稳定骨折部位，减少疼痛，促进患者早期下床活动，从而有效缩短卧床时间，降低并发症风险，加速康复进程。

骨质疏松性骨折的预防和管理是一个涉及多方面的综合过程，需要政府、医疗机构、社区以及个人等多层面的共同努力。首先，提高公众对骨质疏松症及其并发症的认识至关重要，通过健康教育、媒体宣传等方式，增强人们的自我保健意识，鼓励定期进行骨密度检测，及早发现并干预骨质疏松症。其次，采取有效的预防措施是减少骨质疏松性骨折发生的关键。这包括均衡饮食，确保足够的钙和维生素 D 摄入；适量运动，特别是负重运动和平衡训练，以增强骨骼强度和肌肉力量；避免吸烟饮酒等不良生活习惯，以及预防跌倒等意外伤害。

对于已发生骨折的患者，规范的管理和干预同样重要。这包括及时的医疗救治、个性化的康复计划、长期的药物治疗以维持骨量，以及定期随访评估，以监测病情变化并调整治疗方案。此外，建立多学科协作团队，如骨科、内分泌科、康复医学科等，为患者提供全方位的诊疗服务，也是提高治疗效果、改善患者生活质量的有效途径。

总之，骨质疏松性骨折作为骨质疏松症的严重后果，其预防和管理是一个复杂而长期的过程。通过全社会的共同努力，加强健康教育，推广有效的预防措施，优化治疗策略，我们可以有效降低骨质疏松性骨折的发生率，减轻其对个人、家庭及社会造成的负担，让更多人享有健康、活跃的老年生活。

4.1.2　骨质疏松性骨折的诊断

骨质疏松性骨折作为威胁老年人健康的一大隐患，尤其在老年女性中更为普遍，其好发部位主要集中在椎体（胸椎、腰椎）、髋部、前臂远端（尤其是桡骨远端）及肱骨近端。这类骨折不仅给患者带来身心上的双重痛苦，还极大地限制了他们的日常活动，降低了生活质量。为了精确诊断这一复杂病症，医生需采用一套综合诊断体系，涵盖临床表现、影像学检查、骨密度评估及实验室检测等多个维度。

（1）临床表现

骨质疏松性骨折的临床症状复杂多样，疼痛、肿胀、功能障碍是其主要表现，但在有些患者特别是老年患者中，这些症状可能并不典型，有的仅表现为轻微不适或隐痛，给诊断带来挑战。因此，医生需细致询问病史，仔细观察患者的体态变化，不放过任何可能的线索，以便及时发现并诊断骨质疏松性骨折。

（2）影像学检查

① X线：X线检查可以直观地确定骨折的部位、类型、移位方向和程度，对骨折诊断和治疗具有重要价值。同时，X线检查除具有骨折的表现外，还有骨质疏松的表现。因此，X线检查应该作为诊断骨质疏松性骨折的首选检查方法。

② CT：当需要进一步深入了解骨折细节，如粉碎情况、椎体压缩程度、椎体周壁是否完整、椎管内的压迫等情况时，CT扫描可以作为不可或缺的辅助手段，以便为手术规划提供更加精确的信息。

③ MRI：MRI检查在评估椎体骨折愈合状态、定位疼痛责任椎及发现隐匿性骨折等方面具有独特的优势，其软组织分辨率高，有助于鉴别诊断。

④ 全身骨扫描（ECT）：对于禁忌MRI检查的患者或需排除肿瘤骨转移的患者，全身骨扫描可以作为有效补充，全面评估骨骼健康状况，辅助诊断。

（3）骨密度检查

在骨质疏松性骨折的诊断中，骨密度检查扮演着举足轻重的角色。尽管对于已经发生脆性骨折的患者而言，骨密度或许不再是诊断的必要条件，但对于那些疑似骨质疏松性骨折的患者，进行骨密度检查则显得尤为关键。

① 双能X射线吸收法（DXA）：双能X射线吸收法（DXA）作为世界卫生组织（WHO）推荐的骨质疏松症评估手段，其地位无可撼动，被公认为是骨质疏松性骨折诊断的金标准。该方法通过对比患者骨密度与同性别、同种族健康成

人骨峰值的差异，来精准判断骨骼状态。参照 WHO 推荐的诊断标准，当 DXA 测定的骨密度值不低于同性别、同种族健康成人峰值骨量 1 个标准差时，视为正常（$T \geqslant -1.0SD$）；若降低 $1 \sim 2.5$ 个标准差，则判定为骨量低下或骨量减少（$-2.5SD < T < -1.0SD$）；当降低程度达到或超过 2.5 个标准差时，即可确诊为骨质疏松（$T \leqslant -2.5SD$）；而若降低程度符合骨质疏松诊断标准，并伴随一处或多处脆性骨折，则定义为严重骨质疏松。

② 定量 CT（QCT）：QCT 可以作为临床诊断的有力补充，其重要性不容忽视。该技术基于临床 CT 扫描数据，通过 QCT 体模的精确校准以及专业软件的分析处理，能够实现对人体骨骼体积骨密度（vBMD）的准确测量。QCT 不仅提供了骨骼密度的量化信息，还从三维角度揭示了骨骼的微观结构，为医生制定治疗策略提供了更为全面、深入的参考依据。

（4）实验室检查

实验室检查在骨质疏松性骨折的诊断与鉴别诊断中发挥着不可替代的作用，它不仅有助于明确骨质疏松性骨折的诊断，还能有效排除其他可能导致骨折的骨骼疾病或全身性疾病，如转移性骨肿瘤、胸腰椎结核、多发性骨髓瘤、骨软化症、甲状旁腺功能亢进症等疾患，以及类风湿关节炎等免疫性疾病。同时，对于长期服用糖皮质激素或其他影响骨代谢的药物导致骨折风险增加的患者，实验室检查也是评估药物对骨骼影响的重要手段。

① 基本检查项目：包括血常规、尿常规、肝肾功能，以及血钙、磷、碱性磷酸酶等。血、尿常规的检查可以了解患者的一般情况，排除如感染、肾脏疾病等其他可能影响骨代谢的疾病；肝肾功能检查则可以了解患者药物代谢情况，对于选择或调整药物十分重要；血钙、磷、碱性磷酸酶等指标的检查有助于反映骨代谢的基本状态。

② 选择性检查项目：包括红细胞沉降率、C 反应蛋白、性激素、血清 25-羟基维生素 D_3、甲状旁腺激素、24h 尿钙和尿磷、甲状腺功能、皮质醇、血气分析、血尿轻链、肿瘤标志物、放射性核素骨扫描、骨髓穿刺或骨活检等。其中红细胞沉降率、C 反应蛋白等炎症标志物可用于鉴别诊断感染或炎症性疾病；性激

素可以评估性腺功能，性激素水平的变化与骨质疏松症的发生有一定关系；血清 25-羟基维生素 D_3［25（OH）D_3］和甲状旁腺激素（PTH）的检查较为重要，维生素 D 水平对于钙磷代谢和骨健康至关重要，PTH 水平升高则可能提示甲状旁腺功能亢进，这两者都可能影响骨密度和骨折风险；肿瘤标志物的测定主要用于排除恶性肿瘤，特别是转移性骨肿瘤。

③ 骨转换生化标志物：骨转换生化标志物主要包括 PINP 和 CTX，这些标志物分别反映骨形成和骨吸收的速率，对于评估骨质疏松症的活跃程度和治疗效果非常重要。

4.1.3　骨质疏松性骨折的处理流程

骨质疏松性骨折作为一种在中老年人群中较为常见的骨骼问题，其发生往往与骨骼密度的下降和骨微结构的退化密切相关。随着年龄的增长，人体对钙的吸收能力减弱，加之激素变化、缺乏运动、营养不良等多重因素的影响，骨质疏松逐渐成为许多中老年人的"隐形杀手"。当这一群体中的成员疑似遭遇骨质疏松性骨折时，及时就医显得尤为重要。

第一步：通常是医生对患者进行全面而细致的初步评估。这一过程不仅关乎患者的生命体征，如神志是否清晰、脉搏与呼吸是否平稳，还包括血压的测量，以确保患者的基本生理状况稳定，为后续的检查与治疗奠定安全基础。医生还会详细询问患者的病史，特别是关于骨质疏松的诊断与治疗情况，以及此次受伤的具体经过，包括受伤时间、地点、方式等，这些信息对于准确判断骨折的性质、部位及可能涉及的并发症至关重要。

第二步：医生会依据患者的具体情况，推荐一系列的影像学检查。X 线检查作为最基础也是最常用的手段，能够快速显示骨折的大致位置与形态，但其对于细微结构或软组织损伤的观察能力有限。因此，CT（计算机断层扫描）和 MRI（磁共振成像）往往被用作进一步的检查手段。CT 扫描通过多层次的 X 射线成像，能够构建出骨骼的三维结构，精确显示骨折线的走向、碎骨片的位置以及关节面的受累情况，为手术规划提供重要依据。而 MRI 则擅长软组织成像，能够发现隐匿性骨折，评估周围肌肉、韧带及神经的损伤程度，对于判断骨折的全面影响具有不可替代的作用。

第三步：制定个性化的治疗方案。基于影像学检查的详细结果，医生会综合考虑患者的年龄、身体状况、骨折类型及严重程度等因素，制定个性化的治疗方案。

① 对于轻微的、稳定性好的骨折：如未发生明显移位的椎体压缩性骨折，保守治疗往往是首选。包括卧床休息以减少骨折部位的活动，使用石膏或支具进行外固定，以及配合药物治疗。药物治疗方面，除了补充钙剂和维生素 D 以促进骨骼健康外，还可能使用骨形态发生蛋白（BMP）等生物制剂，旨在刺激骨细胞生成，加速骨折愈合，同时减缓骨质疏松的进程。

② 对于较为严重的、不稳定性骨折：如股骨颈骨折、髋关节骨折等，尤其是当骨折伴有明显移位或关节面破坏时，手术治疗往往成为必要选择。手术的目的在于恢复骨骼的连续性，重建关节的稳定性，减少疼痛，并尽可能恢复患者的功能。手术方式多样，从内固定（如螺钉、钢板）到关节置换，乃至微创技术的应用，都需根据患者的具体情况和医生的专业判断来决定。

总之，骨质疏松性骨折的治疗是一个综合考量的过程，涉及从初步评估到影像学检查，再到治疗方案的制定与实施等多个环节。通过医患双方的紧密合作，结合现代医疗技术的支持，可以有效促进骨折愈合，减轻患者痛苦，提高生活质量，同时加强对骨质疏松的管理，预防未来骨折的发生。当怀疑患者存在骨质疏松性骨折时，我们可以根据流程图 4-1 进行基本筛查，如果患者的血钙、磷、碱性磷酸酶水平异常，可能提示其他疾病的存在，如甲状旁腺功能亢进，这意味着患者的骨折可能并非由骨质疏松引起。此外，还需要排除其他影响骨代谢的因素，如内分泌疾病（如甲状腺疾病、性腺疾病等）、类风湿关节炎等自身免疫性疾病、消化道和肾脏疾病、神经肌肉疾病、多发性骨髓瘤等恶性疾病、先天和获得性骨代谢异常疾病以及长期服用糖皮质激素或其他影响骨代谢的药物等。

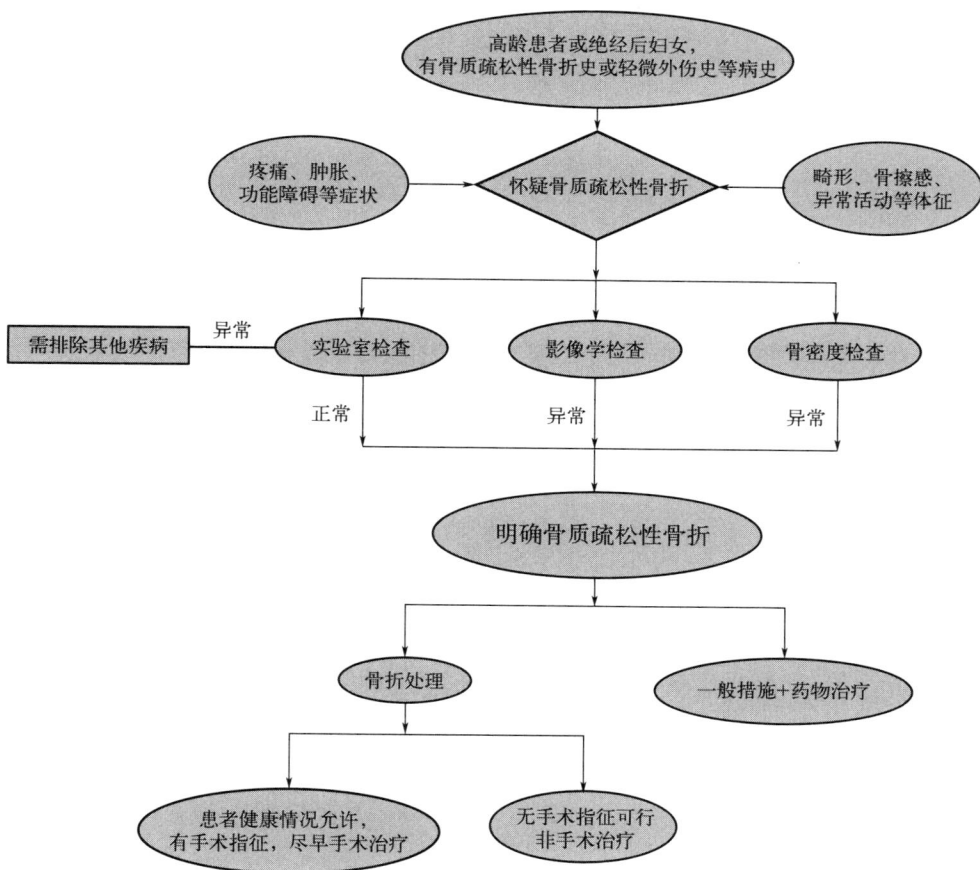

图 4-1 骨质疏松性骨折诊疗流程

4.2 骨质疏松性椎体骨折的处理

4.2.1 概述

对于老年人来说，骨质疏松性骨折主要就是椎体压缩性骨折。骨质疏松性椎体压缩性骨折（osteoporotic vertebral compression fracture，OVCF）是骨质疏松症最常见的并发症之一，主要因骨骼强度下降，无法承受日常活动或轻微外伤的负荷而发生。这一疾病不仅给患者带来身体上的痛苦，还严重影响了他们的生活质量。OVCF 的临床表现多样，其中最显著的症状是疼痛，这种疼痛通常位于腰背部，且在新发骨折时尤为剧烈，表现为急性疼痛，有时疼痛会向腹部或胸部放射。由于椎体压缩，患者的身高可能会逐渐降低，同时脊柱后凸畸形也日益明显，这不仅改变了患者的体态，还可能对内脏器官造成压迫，引发一系列并发症。疼痛是 OVCF 患者最直接且难以忍受的症状，限制了患者的日常活动，如行走、站立甚至翻身，严重影响了患者的自理能力和社交生活。部分患者还会伴随出现胸闷、气短、呼吸困难等症状，这可能是骨折导致的脊柱畸形压迫了胸腔，影响了呼吸功能。长期卧床休息虽然是传统的非手术治疗方法之一，但长期缺乏活动会导致肌肉萎缩、关节僵硬，甚至引发肺不张、肺炎、深静脉血栓的形成和肺栓塞等严重并发症，进一步加剧了患者的痛苦和治疗难度。在诊断 OVCF 时，医生除了依靠患者的病史、临床表现外，还会借助影像学检查来确认骨折的存在及其严重程度。目前，较为普遍使用的是 Genant 目视半定量判定方法，这一方法基于胸腰椎侧位 X 线影像，通过比较压缩椎体最明显处的高度与同一或邻近椎体的高度之比，将 OVCF 分为轻度（Ⅰ度，在原椎体高度

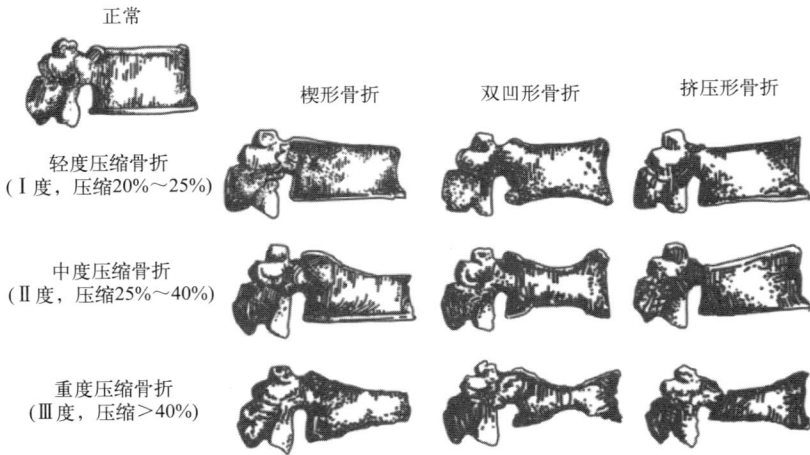

图 4-2　Genant 目视半定量法分级

上压缩 $20\%\sim25\%$）、中度（Ⅱ度，在原椎体高度上压缩 $25\%\sim40\%$）和重度（Ⅲ度，在原椎体高度上压缩 $>40\%$）（图 4-2）。这种分类方法有助于医生更准确地评估患者的病情，从而制定个性化的治疗方案。

4.2.2　骨质疏松性椎体骨折的治疗

4.2.2.1　保守治疗

在治疗 OVCF 方面，传统上多以非手术疗法为主。除了卧床休息外，患者还会口服止痛药物以缓解疼痛，同时佩戴支具以限制脊柱活动，促进骨折愈合。然而，非手术治疗的效果往往有限，尤其是对于重度压缩性骨折或伴有神经压迫症状的患者，非手术治疗可能无法满足治疗需求。此外，长期卧床休息带来的并发症也是非手术治疗的一大弊端。而随着医疗技术的进步，手术治疗 OVCF 逐渐成为了一种可行的选择。

尽管手术治疗 OVCF 取得了一定的成效，但并非所有患者都适合手术。手术风险不容忽视，包括脊髓及神经根受损、骨水泥泄漏、肺栓塞等潜在并发症。因此，在决定治疗方案时，医生需要综合考虑患者的年龄、身体状况、骨折类型及严重程度等因素，权衡手术与非手术治疗的利弊。目前，对于手术与非手术治疗 OVCF 的疗效是否存在差异，学术界尚无定论。一些研究表明，手术治疗能够更快地缓解疼痛，提高患者的生活质量；而另一些研究则指出，非手术治疗在部分患者中也能取得满意的效果，且避免了手术带来的风险。因此，在治疗 OVCF 时，应根据患者的具体情况制定个性化的治疗方案，同时加强骨质疏松症的预防和治疗，以降低骨折发生的风险。

除了医疗手段外，患者自身的努力也是治疗 OVCF 不可或缺的一部分。患者应积极配合医生的治疗建议，坚持服药、佩戴支具，并适当进行康复训练。同时，保持良好的生活习惯，如戒烟限酒、均衡饮食、适量运动等，也有助于增强骨骼健康，预防骨质疏松和骨折的发生。

4.2.2.2 微创治疗

（1）经皮椎体成形术

经皮椎体成形术（percutaneous vertebroplasty，PVP）是一项具有里程碑意义的医疗技术，它首次于1985年由法国放射学家Deramond和Galibert等人在治疗一例颈椎椎体血管瘤患者时引入并实践（图4-3）。这项技术的主要目标是解决椎体骨折所带来的疼痛问题，为患者提供一种有效的治疗途径。PVP的操作过程涉及经皮注射聚甲基丙烯酸甲酯（PMMA）这种特殊材料，直接将其注入到受损的骨折椎体内。PMMA在椎体内固化后，能够有效地重建脊柱的稳定性，从而减轻甚至消除由椎体病变引发的疼痛。同时，它还能在一定程度上防止骨折椎体进一步塌陷，为患者提供即时的疼痛缓解和脊柱支撑。众多文献研究已经充分证明了PVP技术的安全性和有效性。许多患者在接受PVP治疗后，疼痛得到了显著缓解，生活质量得到了大幅提升。此外，PVP还具有疗程短、恢复快等优点，使得它成为治疗椎体骨折的一种重要手段。

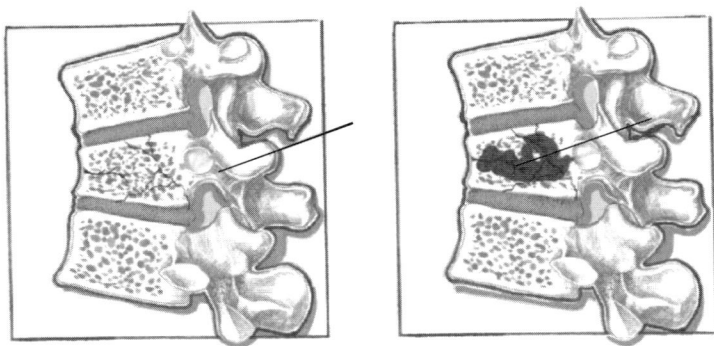

图 4-3　经皮椎体成形术（PVP）示意图

然而，尽管PVP具有诸多优点，但它也存在一些局限性。例如，PVP无法恢复已经塌陷的椎体的高度，这意味着它本身并不能矫正脊柱后凸畸形。在大多数情况下，除非由于患者体位本身带来的一些自然矫正效果，否则PVP可能会

"锁定"现有的畸形状态。这可能导致患者在日常生活中更容易摔跤，从而增加新骨折的风险。此外，脊柱后凸畸形还可能对患者的呼吸和胃肠功能产生不良影响。因此，在选择 PVP 作为治疗手段时，医生需要综合考虑患者的具体情况，权衡利弊，制定出最适合患者的治疗方案。同时，患者也需要在术后接受适当的康复训练和指导，以降低摔跤和新骨折的风险。

❖ **典型病例 4-1** ────────

患者，81 岁，女性，因"腰痛伴活动受限 2h"入院。门诊医师予腰椎 MRI 检查，提示"L2 椎体骨折"诊断明确［图 4-4（A）］。鉴于患者疼痛剧烈且坚决拒绝卧床保守治疗，遂于局部麻醉下，成功实施了经皮椎体成形术（PVP）。手术过程顺利，术后影像学检查显示 L3 椎体高度得到有效恢复［图 4-4（B）］，患者即时感受到疼痛症状明显减轻，术后恢复进展顺利，体现了 PVP 在快速缓解椎体骨折疼痛方面的显著疗效。

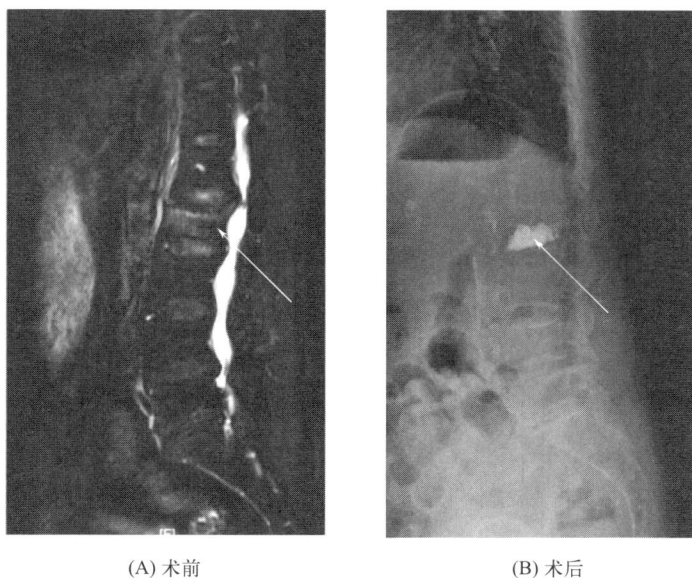

(A) 术前　　　　　　　　　　　(B) 术后

图 4-4　经皮椎体成形术术前与术后

（A）示 L2 椎体内呈高信号，提示 L2 新鲜压缩性骨折（→）；

（B）术后腰椎 DR 提示第 2 腰椎压缩性骨折注入骨水泥术后改变，椎体高度恢复（→）

（2）经皮椎体后凸成形术

经皮椎体后凸成形术（percutaneous kyphoplasty，PKP）是近年来在临床实践中迅速发展起来的一项创新技术（图4-5）。该技术采用一种特殊设计的可膨胀性球囊（inflatable bone tamp，IBT），通过经皮穿刺的方式精准置入受损椎体内部。随后，球囊被充气扩张，有效恢复椎体高度并创造出一个相对封闭的骨水泥填充空间。球囊扩张及复位满意后将可扩张球囊复原后取出，再向该空间内注入骨水泥，以进一步强化椎体结构。这一过程的关键在于既能有效恢复椎体高度，又能大幅度减少骨水泥渗漏的风险，这是PKP相较于传统椎体成形术的重要技术优势。

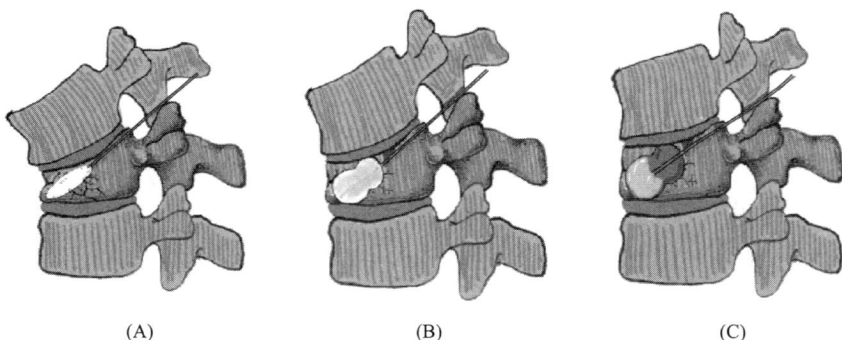

| (A) | (B) | (C) |

图4-5　经皮椎体后凸成形术（PKP）示意图

（A）在C臂机透视下，通过经皮穿刺的方式精准地将穿刺针置入受损椎体内部；（B）置入球囊并扩张球囊，从而有效恢复椎体高度并创造出一个相对封闭的骨水泥填充空间；（C）球囊扩张及复位满意后将可扩张球囊复原后撤出，再向该空间内注入骨水泥以进一步强化椎体结构

❖ 典型病例4-2 ————————

李某，83岁，男性，因"跌倒致腰部及双下肢活动受限4h"入院。经检查，确诊为L1椎体压缩性骨折。鉴于患者高龄，并伴有冠心病、高血压、脑梗死及肺炎等多种基础疾病，传统卧床保守治疗可能加剧其健康风险，如肺炎加重、压疮形成及尿路感染等并发症。因此，医疗团队决定采取更为积极的干

预措施，在局部麻醉下为患者实施了"经皮椎体后凸成形术"。术后仅 24h，患者即展现出良好的恢复效果，能够自主下地活动，顺利完成站立与坐起等基本动作（图 4-6）。

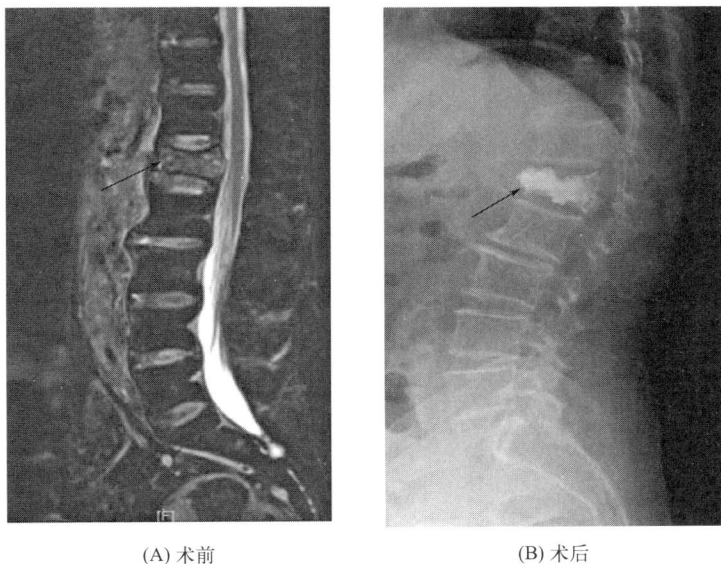

(A) 术前　　　　　　　　　　　　(B) 术后

图 4-6　经皮椎体后凸成形术术前及术后

（A）示 L1 椎体内呈高信号，提示 L1 新鲜压缩性骨折（→）；

（B）术后 DR 提示 L1 椎体压缩性骨折注入骨水泥术后改变（→）

（3）手术适应证及禁忌证

① 适应证：微创治疗主要针对那些经过保守治疗未能取得满意效果且疼痛剧烈到无法活动的急性期患者，尤其是发生在伤害后的 6 周内。此外，它也适于治疗不稳定的椎体压缩性骨折，这类骨折往往难以自行愈合，需要外界干预以促进恢复。对于椎体内部出现的囊性变化、椎体坏死，特别是无神经损伤的骨质疏松性 Kummell 病患者，该治疗方法同样能提供有效的解决方案。在恶性肿瘤领域，如遇到椎体转移、椎体血管瘤以及多发性骨髓瘤等，只要肿瘤尚未波及椎体后壁，也可考虑采用此治疗法。此外，对于那些因身体条件不宜长时间卧床，同

时又能耐受手术的患者，这一治疗方案也是合适的选择。

② 禁忌证：a. 对于无痛、陈旧性的骨质疏松性椎体压缩性骨折，本治疗方法并不适用，因为这类骨折往往已自然愈合或已形成稳定的骨结构。b. 当椎体的骨恶性肿瘤发展到患者无法耐受手术的程度时，也应避免使用此方法。c. 凝血功能障碍者，由于手术过程中可能存在出血风险，也禁用本方法。d. 局部皮肤感染者，在感染未得到有效控制前，同样不宜进行手术。e. 对骨水泥等手术所需材料过敏的患者，也应列为禁忌证，以防止过敏反应带来的潜在风险。

综上所述，选择此治疗方法前，必须对患者的情况进行全面评估，确保既符合适应证要求，又无禁忌证存在，以保障治疗的安全性和有效性。

4.2.2.3　开放手术治疗

开放手术在治疗脊柱相关疾病中同样扮演着至关重要的角色，尤其是当患者出现神经脊髓压迫的症状和体征时，这种方法显得尤为重要。此外，对于存在严重后凸畸形、需要进行截骨矫形手术的患者，以及那些因椎体骨折过于不稳定而不适合进行微创手术的患者，开放手术都是首选的治疗方案。其优势在于能够直接对病灶进行减压和矫正，从而在某些方面展现出更为优越的治疗效果。

为了应对不同类型的骨折情况，医学界已经研究和开发了多种手术方法。这些方法包括前路手术、后路手术以及联合手术等，旨在根据患者的具体病情和适应证，选择最适合的手术方式进行处理。这些手术方法的不断发展和完善，为医生提供了更多的治疗选择，也为患者带来了更好的治疗效果和康复希望。

❖ **典型病例 4-3** ————————

孙某，65 岁，男性，因"不慎摔倒致腰部活动受限伴双下肢麻木 3h"入院。经过详细的体格检查与影像学检查，患者被诊断为"腰（L）1 椎体压缩性骨折"。鉴于患者骨折情况严重，并伴有神经脊髓受压的明显症状，医疗团队迅速

行动，完善了术前相关检查。在确保患者身体状况适合手术的前提下，成功实施了"腰1椎体骨折切开复位内固定术"（图4-7），旨在恢复脊柱稳定性，解除神经压迫，促进患者早日康复。

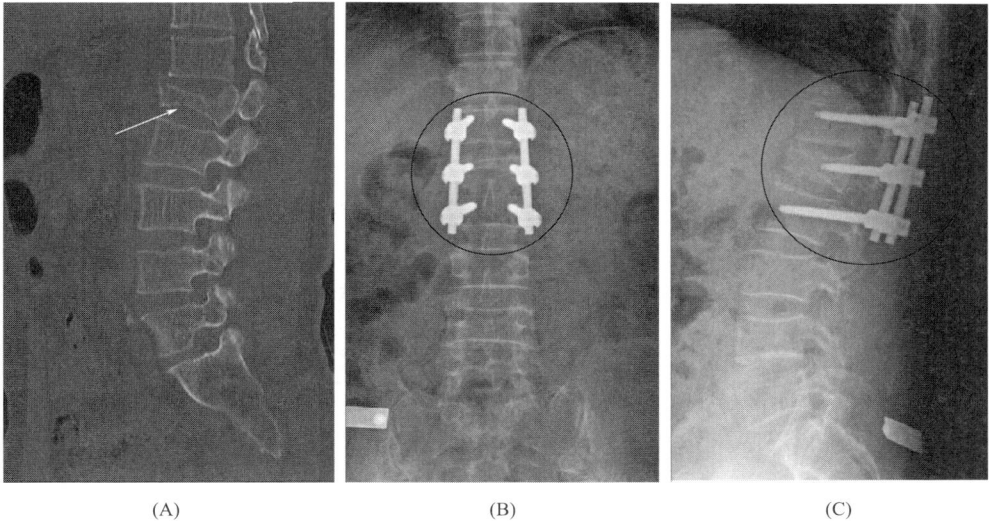

（A） （B） （C）

图4-7 某患者（L1椎体压缩性骨折）腰椎内固定术术前及术后

（A）术前腰椎CT提示L1椎体压缩性骨折，椎体高度丢失严重，局部粉碎性骨折（→）；

（B）DR腰椎正位片提示T12～L2椎弓根钉内固定术后正位片改变，椎弓根钉位置良好；

（C）DR腰椎侧位片提示T12～L2椎弓根钉内固定术后侧位片改变，椎体高度部分恢复

综上所述，骨质疏松性椎体压缩性骨折是一种严重影响患者生活质量的疾病。在治疗上，应根据患者的具体情况制定个性化的治疗方案，综合考虑手术与非手术治疗的利弊。同时，加强骨质疏松症的预防和治疗，以及患者自身的努力，都是治疗OVCF不可或缺的一部分。随着医疗技术的不断进步和研究的深入，相信未来会有更多更有效的治疗方法出现，为OVCF患者带来更好的治疗效果和生活质量。

4.3 骨质疏松性髋部骨折的处理

4.3.1 概述

髋部骨折是一种在老年人群中尤为常见的急性骨骼损伤，其发病率约占全身骨折总数的 7.12%，这一数据不容忽视，它凸显了随着年龄增长，骨骼脆弱性增加所带来的严峻挑战。尤为值得关注的是，髋部骨折不仅是身体上的重创，更是导致长期残疾乃至影响生活质量的重要因素之一。据统计，髋部骨折后的 1 年死亡率高达 30%，这一惊人的数字背后，是对老年患者生命安全的严重威胁，也反映了当前社会在应对老龄化进程中面临的医疗与健康挑战。随着全球范围内人口结构的不断老龄化，髋部骨折已成为一个全球性的公共卫生问题，其对社会经济的影响日益显著。老龄化社会的到来，意味着将有更多老年人面临骨质疏松的风险，而骨质疏松正是髋部骨折的主要诱因之一。骨质疏松导致骨骼强度下降，即便是低能量的外伤，如轻微跌倒，也可能引发髋部骨折，给患者带来髋部剧烈疼痛、下肢活动严重受限，乃至无法站立和行走等严重后果，严重影响了患者的生活自理能力和生活质量。

髋部骨折治疗的复杂性在于，它不仅仅是一个单纯的骨科问题，还常常与患者的整体健康状况紧密相连。老年原发性骨质疏松患者，由于骨骼结构的改变，加之髋关节周围肌肉群的逐渐退化，使得他们在遭遇髋部骨折后，恢复能力大打折扣。此外，这部分患者往往还伴有其他内科疾病，如心血管疾病、糖尿病等，这些并发症的存在，进一步增加了治疗难度和风险。在保守治疗阶段，长期卧床不仅限制了患者的活动，还可能引发一系列并发症，如肺部感染、压疮、深静脉血栓等，这些都对患者的康复构成了极大威胁。因此，对于全身状况相对良好、没有明显手术禁忌证且经济条件允许的患者，手术治疗被视为更优的选择。手术能够迅速稳定骨折部位，减少卧床时间，有利于骨折的精确复位、促进骨折愈合，并为患者早期进行功能锻炼创造条件，从而加速康复进程，降低并发症发生率，提高生活质量。手术方式的选择需根据患者的具体骨折类型、身体状况及医生的专业判断来决定，确保治疗的安全性和有效性。

髋部骨折主要分为股骨颈骨折和股骨粗隆间骨折两大类，它们在解剖位置上的不同，直接导致了临床表现和治疗策略的差异。股骨颈骨折位于髋关节囊内，由于关节囊的限制，骨折后出血较少，但发生骨折不愈合和股骨头坏死的风险较高；而股骨粗隆间骨折则位于髋关节囊外，此处血运丰富，骨折后愈合能力相对较强，但易发生髋内翻畸形。因此，在治疗方案的制定上，必须充分考虑这两种骨折类型的特点，采取针对性的治疗措施。对于股骨颈骨折，根据骨折线的位置和移位程度，可采取内固定术、髋关节置换术等不同的治疗方法。内固定术适用于骨折稳定、移位不大的情况，而髋关节置换术则更适用于老年、骨折严重移位或股骨头坏死的患者，以期恢复关节功能，减轻疼痛。至于股骨粗隆间骨折，治疗重点在于恢复股骨的连续性和力线，常用的手术方式包括髓内钉固定、动力髋螺钉固定等，旨在促进骨折愈合，防止畸形。

4.3.2　股骨颈骨折

4.3.2.1　抓住伤后 48h 的黄金时间窗口进行手术

股骨颈作为连接股骨头与股骨干的桥梁，承载着身体重量传递与运动功能转换的重任，其独特的解剖形态及股骨头血供的特殊性，构成了该区域骨折治疗复杂性的基础。股骨颈骨折不仅破坏了骨骼的完整性与稳定性，更因其特殊的血供环境，极易引发骨折不愈合（即骨不连）和股骨头缺血性坏死等严重并发症。这一特性，使得股骨颈骨折成为骨科领域治疗难度颇大的挑战之一，尤其在 50 岁以上的中老年人群中，表现得尤为突出。老年人由于骨质疏松的生理变化，骨骼强度与韧性大幅下降，一旦发生股骨颈骨折，其致残率和致死率相较于其他年龄段显著增高。骨质疏松导致的骨密度降低，使得骨折后骨骼自我修复能力减弱，加之股骨颈特殊的血供条件，进一步加剧了治疗难度与风险。

鉴于骨质疏松性股骨颈骨折的严峻形势，当前的治疗策略普遍倾向于早期手术治疗，并强调在伤后 48h 这一黄金时间窗口内尽快实施。早期手术干预，能够迅速纠正骨折后血管的扭曲、受压或痉挛状态，有效恢复股骨头的血液供应，为骨折愈合创造有利条件。同时，及时手术还能显著减少因长期卧床导致的压疮、肺部感染、深静脉血栓等并发症，从而全面提高患者的生存质量与康复速度。此外，早期手术治疗还强调个性化治疗方案的制定，根据患者的年龄、身体状况、骨折类型及严重程度等因素，综合考虑内固定、关节置换等多种手术方式，以达到最佳的治疗效果。术后，结合科学的康复训练与营养支持，进一步促进骨折愈合，加速功能恢复，降低致残风险。

4.3.2.2　股骨颈骨折分型

股骨颈骨折手术治疗方式的选择，是一个综合多方面因素考量的复杂决策过程。在充分评估患者的年龄、性别、全身健康状况等基础上，最重要的参考依据莫过于骨折的具体类型和分类，这直接关系到治疗策略的制定以及患者预后的判断。

股骨颈骨折的分类方法众多，其中最为常见的有三种：①根据骨折线的部位，可以细分为头下型、头颈型、经颈型和基底型。不同类型的骨折，其损伤程度、稳定性及对血供的影响各不相同，从而决定了治疗方式的差异。②根据骨折线的走行方向分类，即根据骨折线与股骨干纵轴线的交角（Linton 角），可将股骨颈骨折分为外展型、中间型和内收型。外展型：Linton 角小于 30°，此型骨折较为稳定，骨折线较平，断端无明显错位，相互嵌压较为稳定。中间型：Linton 角在 30°～50°之间，此型骨折的稳定性介于外展型和内收型之间。内收型：Linton 角大于 50°，此型骨折较为不稳定，骨折线较垂直，骨折端受剪切应力作用容易向外上方错位合并股骨头的多方向旋转。这种分类方法有助于评估骨折的稳定性，进而指导内固定方式的选择。③根据骨折的移位程度，临床上常采用 Garden 分类法（图 4-8），简便地将股骨颈骨折分为无移位骨折（包括 Garden Ⅰ型和Ⅱ型）和有移位骨折（包括 Garden Ⅲ型和Ⅳ型）。移位程度的不同，直接影响了骨折愈合的难度和预后，因此也是制定治疗方案时的重要参考。

综上所述，股骨颈骨折的手术治疗方式需根据患者的具体情况和骨折类型来

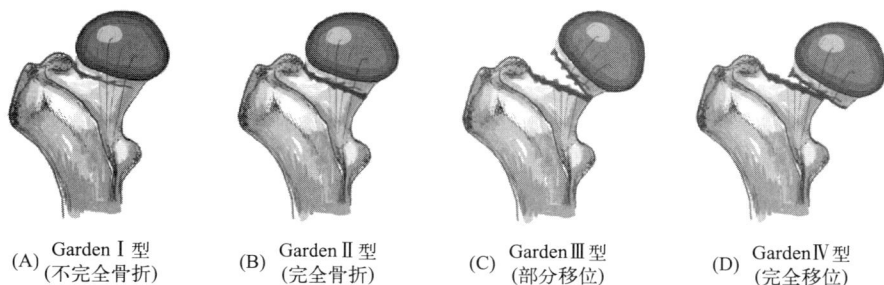

(A) Garden Ⅰ型
(不完全骨折)

(B) Garden Ⅱ型
(完全骨折)

(C) Garden Ⅲ型
(部分移位)

(D) Garden Ⅳ型
(完全移位)

图 4-8　Garden 分型示意图

精心选择。准确的分类和评估，不仅有助于制定科学合理的治疗方案，还能为患者提供更好的预后判断，从而确保治疗的有效性和安全性。在临床实践中，医生需结合多种分类方法，综合考虑各种因素，为患者制订个性化的治疗计划，以期达到最佳的治疗效果。

4.3.2.3　内固定术

（1）适应证

内固定术治疗老年骨质疏松性股骨颈骨折患者需相当谨慎。对于既往无髋关节伴发疾病、身体状况能耐受手术的患者，若发生无移位骨折（如 Garden Ⅰ、Ⅱ型），内固定术通常是合适的选择。此外，即使患者遭遇移位骨折（如 Garden Ⅲ、Ⅳ型），但若其基础健康状况较差，无法耐受全髋关节置换术的，也应考虑采用内固定的手术方式进行治疗，以确保治疗的安全性和有效性。

（2）空心加压螺钉内固定术

空心加压螺钉内固定术是治疗股骨颈骨折的一种常用方法，特别是在闭合复位成功后，其应用尤为广泛。通常情况下，该手术会采用 3 枚平行的空心螺钉进行内固定，这些螺钉的螺纹需精心设计，确保穿越骨折线，以提供稳定的支撑。在植入螺钉时，医生会将 3 枚螺钉呈三角形分布，这样的布局不仅符合生物力学原理，还能确保固定的稳固性。有研究表明，倒三角形布局展现出更为优越的生物力学性能，且当下方螺钉和后方螺钉被植入到距离股骨颈皮质 3mm 以内的位置时，其固定效果最为牢靠。对于 Garden Ⅰ、Ⅱ 型这类无移位的股骨颈骨折，部分研究指出，使用无头空心加压螺钉与空心拉力螺钉进行治疗，在临床效果上并无显著差异。然而，对于骨质疏松症患者而言，情况则有所不同。骨质疏松症会直接影响内固定器械的把持力强度，增加螺钉退出的风险。因此，在选择采用空心加压螺钉内固定术之前，医生必须对患者的骨折类型、骨质疏松程度以及骨质具体情况进行全面而细致的评估。值得注意的是，空心加压螺钉内固定术虽然在治疗股骨颈骨折中具有显著优势，但其应用需根据患者的具体情况进行个性化调整。对于骨质疏松症患者，更应谨慎选择，以确保治疗的安全性和有效性。

❖ **典型病例 4-4** ────────

　　患者，68 岁，男性，因"不慎摔倒左髋部疼痛 6h"入院。入院主诉左髋部疼痛剧烈，活动明显受限。完善骨盆 X 线片检查，结果显示患者的骨折端移位并不明显。基于这一诊断结果以及全面的术前评估，医疗团队决定为患者在全身麻醉下实施"左侧股骨颈骨折空心加压螺钉内固定术"（图 4-9）。该手术旨在通过精确的螺钉植入，稳定骨折端，促进骨折愈合，同时尽可能减少对患者身体的创伤。术后，患者需遵循医嘱进行康复，以期尽快恢复髋关节的功能。

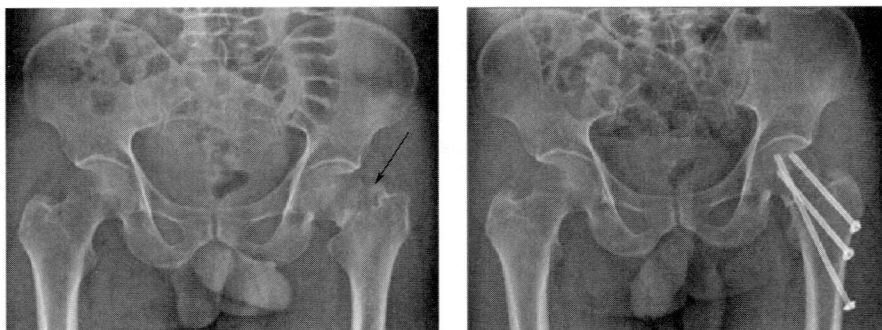

(A) 术前　　　　　　　　　　　　　　(B) 术后

图 4-9　左侧股骨颈骨折空心加压螺钉内固定术术前及术后

（A）术前 DR 骨盆加长正位片提示左股骨颈骨折（→）；（B）术后 DR 骨盆加长正位片

提示左股骨颈骨折行 3 枚空心螺钉固定术后改变，骨折对位对线良好

（3）股骨颈动力交叉钉系统

股骨颈动力交叉钉系统（femoral neck system，FNS）作为股骨颈内固定领域的一项创新技术，正逐渐在骨科手术中展现出其独特的优势。该系统主要针对股骨颈骨折这一常见且严重的骨科疾病，为患者提供了一种更为高效、安全的内固定解决方案。相较于传统的空心加压螺钉内固定技术，FNS 具有显著的优势。首先，其微创植入的特点使得手术切口大大减小，通常仅需 3～4cm，这不仅减少了手术过程中的出血和创伤，还极大地缩短了手术时间，降低了患者的手术风险。其次，FNS 通过精妙的设计实现了力学上的稳定，其滑动加压功能能够确保骨折端在愈合过程中保持良好的对位和稳定，从而促进了骨折的快速愈合。

此外，FNS 的应用还使得患者的术后恢复更加迅速。由于手术创伤小，患者可以在术后早期离床，并在不负重的情况下进行活动，这有助于缩短住院时间和康复周期。更重要的是，FNS 还能有效降低股骨颈骨折不愈合的发生率，减少了患者因长期卧床而导致的合并症和死亡率，极大地提高了患者的生活质量。因此，股骨颈动力交叉钉系统（FNS）以其微创、高效、稳定的特点，为股骨颈骨折的治疗开辟了新的途径，是骨科内固定技术的一次重要进步。

❖ 典型病例4-5

患者，54 岁，女性，股骨颈骨折诊断明确。考虑到人工股骨头置换术虽然能迅速恢复关节功能，但长远来看，可能会影响患者的生活质量，尤其是在术后15～20 年后，患者可能面临假体磨损、松动等问题，进而需要进行假体返修手术。为避免这些潜在的长期并发症，医疗团队在与患者充分沟通后，决定采用全麻下进行的"股骨颈动力交叉钉系统内固定术"（图 4-10）。此术式旨在通过精确的内固定，促进骨折愈合，同时尽可能保留患者自身的髋关节，以期达到更好的长期治疗效果。

4.3.2.4　髋关节置换术

髋关节置换术作为一种高效的骨科治疗手段，对于恢复患肢功能、缩短骨折

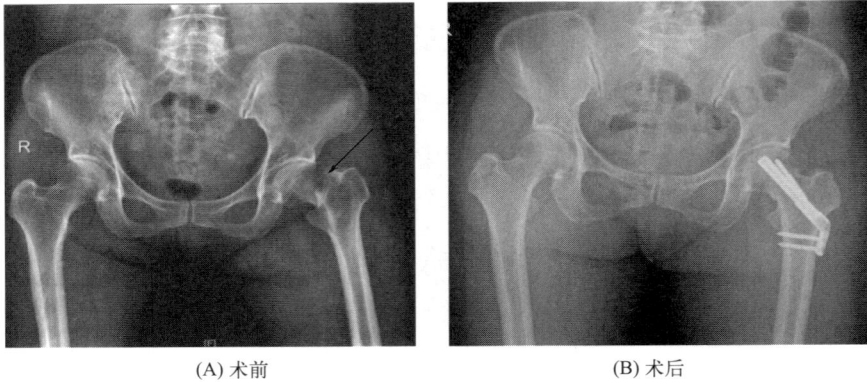

(A) 术前   (B) 术后

图 4-10   某患者股骨颈动力交叉钉系统内固定术术前及术后

（A）术前 DR 骨盆加长正位片提示左股骨颈骨折（→）；（B）术后 DR 骨盆加长正位片提示
左股骨颈骨折行 FNS 内固定术后改变，骨折对位对线良好

愈合周期及预防长期卧床并发症具有显著效果。尤其在高龄移位型股骨颈骨折患者的治疗中，其价值得到了广泛认可。研究数据显示，相较于保守治疗，手术治疗在降低 1 个月内死亡率方面展现出明显优势。这一发现强调了在高龄且伴有骨质疏松的不稳定股骨颈骨折（特别是移位型 Garden Ⅲ、Ⅳ 型）患者中，实施髋关节置换术的必要性和紧迫性。

髋关节置换术主要分为两大类：全髋关节置换术（total hip arthroplasty，THA）和人工股骨头置换术（hemiarthroplasty，HA）。在两者的选择上需综合考虑患者的多方面因素，包括但不限于年龄、预期寿命、整体身体条件、认知功能以及骨折前的活动量。这些因素的评估对于制定个性化治疗方案至关重要，旨在确保手术效果最优化，同时降低术后风险。具体而言，对于全身状况良好、骨折前能够独立行走、认知功能保持清楚的高龄移位型股骨颈骨折患者，THA 通常被视为更优选择。这是因为 THA 不仅能更全面地恢复髋关节的生物力学特性，减少术后疼痛，还能提高患者的长期生活质量，使其更有可能恢复到骨折前的活动水平。相比之下，HA 虽操作相对简单，手术时间较短，但可能因未替换髋臼而限制了关节的完全恢复，适合于那些对手术耐受性较差或预期寿命较短的患者。

然而，髋关节置换术并非适用于所有股骨颈骨折患者。在决定是否进行手术前，必须严格评估患者的全身状况，识别并排除手术禁忌证。主要禁忌证包括：①严重的心、肺、肝、肾等疾病，这些基础疾病可能增加手术风险，导致患者无法耐受手术过程中的生理应激，或影响术后恢复。②严重糖尿病：高血糖状态会增加感染风险，影响伤口愈合，因此需特别谨慎考虑手术时机及血糖控制策略。③全身感染病灶：任何未控制的感染都是手术的绝对禁忌证，因为它们可能通过血液传播至手术部位，引发严重的术后并发症。④髋臼破坏严重或已有明显退行性变：在这种情况下，单纯置换股骨头可能无法达到预期效果，需要更复杂的重建手术或考虑其他治疗方案。

（1）人工股骨头置换术

人工股骨头置换术相较于全髋关节置换术，在其手术流程中省略了对髋臼的处理步骤，因此手术复杂度有所降低，手术时间相应缩短，且对患者造成的创伤也较小（图 4-11）。这一术式常被用于治疗那些日常活动量较少、伴有认知障碍、全身并发症较多的股骨颈骨折患者，尤其是髋臼基本完整的高龄老人（年龄通常不低于 75 岁），且适用于新鲜发生的股骨颈骨折。此外，对于陈旧性股骨颈骨折且不伴有髋臼病变的患者，人工股骨头置换术也是一个可行的选择。然而，该术式并不适用于所有情况，特别是对于那些全身状况极差无法耐受手术、髋关节存在化脓性感染，或是髋臼破坏严重、已出现明显退行性病变的患者，应禁用此术式。

❖ **典型病例 4-6** ————————————

李某，73 岁，女性，因"左髋部外伤 1h，伴疼痛、肿胀"入院。经诊断，患者确诊为左侧股骨颈骨折。考虑到患者为高龄老人，为有效缓解疼痛、促进早期下床活动、减少并发症，以提高其生活质量，决定采用人工股骨头置换术。该术式具有显著优势，包括术后关节活动度良好、可早期下床活动及并发症发生率低。遂在全麻下，为患者成功实施了"左侧人工股骨头置换术"（图 4-12）。

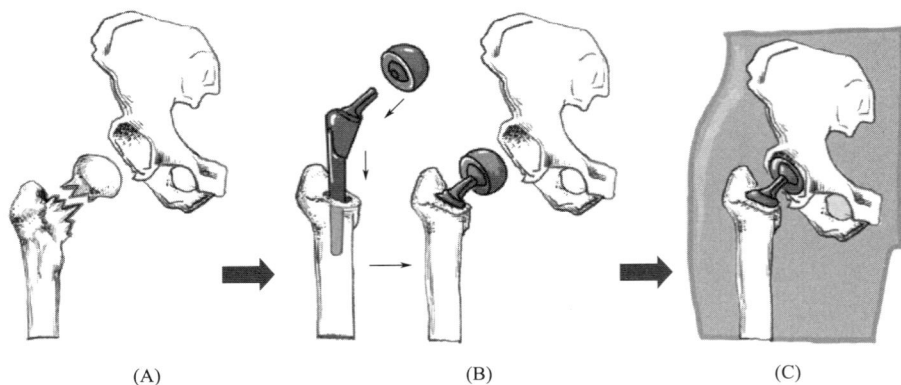

图 4-11　人工股骨头置换术示意图

（A）取出股骨头并截除股骨颈残端；（B）置入股骨柄并安装合适的股骨头假体；

（C）复位人工股骨头，恢复人工髋关节对位对线

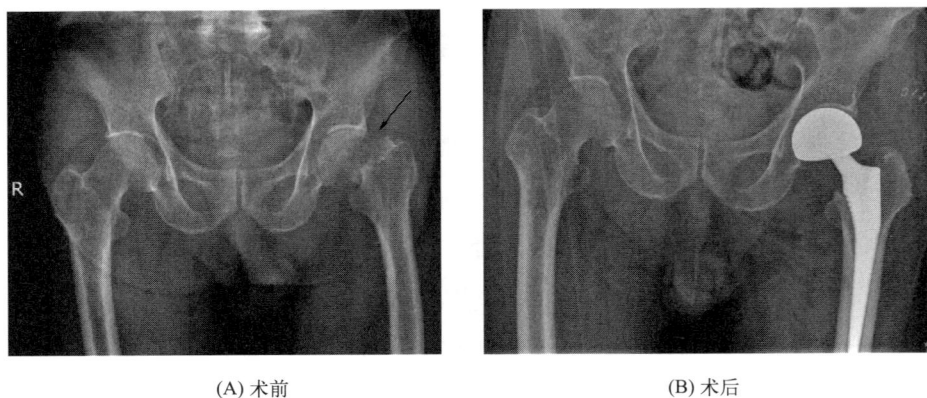

(A) 术前　　　　　　　　　　　　　(B) 术后

图 4-12　某患者人工股骨头置换术（HA）术前和术后

（A）术前 DR 骨盆加长正位片提示左股骨颈骨折（→）；（B）术后 DR 骨盆加长正位片

提示左股骨颈骨折行人工股骨头置换术后改变，假体位置良好

（2）全髋关节置换术

全髋关节置换术是一种涉及股骨头与髋臼全面替换的复杂手术，其中不仅需精细处理股骨头部分，还需对髋臼进行相应置换与重建。该手术系统完备，主要

包括人工股骨头、内衬以及髋臼杯等关键组件，旨在全方位恢复髋关节的生理结构与功能。根据文献报道，针对那些全身状况良好、在骨折发生前能够独立行走且认知功能未受损的移位股骨颈骨折患者，实施人工全髋关节置换相较于人工股骨头置换展现出了更为显著的优势。此外，在执行人工全髋关节置换手术时，采取直接前入路或前外侧入路被证实能有效降低术后脱位的风险，进一步提升了手术的安全性与患者的预后效果，确保了手术治疗的成功率与患者满意度的提升。

❖ **典型病例 4-7** ————————————————

　　患者，84 岁，女性，明确诊断为右股骨颈骨折。考虑到患者高龄且合并有糖尿病等内科疾病，属于高风险老年群体，治疗策略需尤为谨慎。为显著降低患者术后卧床时间，并有效减少因长期卧床而可能引发的深静脉血栓、坠积性肺炎等严重并发症，经综合评估后，决定采用人工股骨头置换术。为确保手术顺利进行并最大程度地保障患者安全，决定在全麻条件下实施全髋关节置换术（图 4-13）。

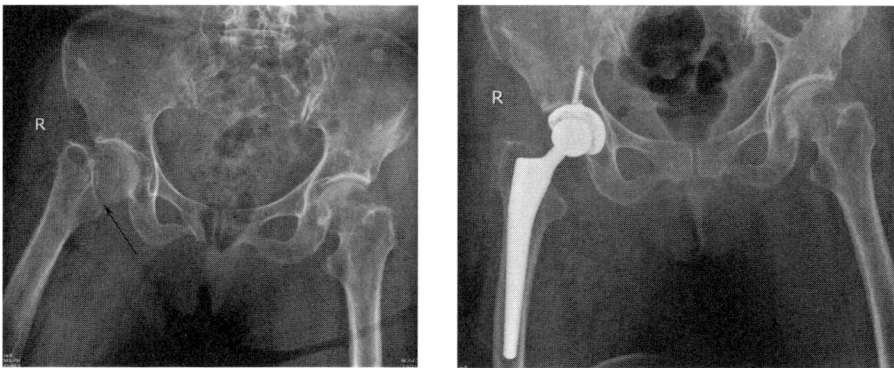

(A) 术前　　　　　　　　　　　　　　(B) 术后

图 4-13　某患者全髋关节置换术（THA）术前和术后

（A）术前 DR 骨盆加长正位片提示右股骨颈骨折（→）；（B）术后 DR 骨盆加长正位片

提示右股骨颈骨折行全髋关节置换术后改变，假体位置良好

4.3.3　股骨粗隆间骨折

4.3.3.1　基本情况

股骨粗隆间骨折又称为股骨转子间骨折，指的是发生在股骨颈基底至股骨粗隆下方 5cm 区域内的骨折。此类骨折在老年人群中尤为常见，主要归因于该年龄段普遍存在的骨质疏松问题，因此，股骨粗隆间骨折被归类为典型的骨质疏松性骨折。在治疗这类骨折时，医生需全面考量，旨在通过合理的手术方式既降低未来再骨折的风险，又促进当前骨折的有效修复。

临床上，Evans 分型系统是评估股骨粗隆间骨折的重要工具（图 4-14）。其中Ⅰ型为骨折线顺转子走向，又进一步分为以下 4 个亚型。Ⅰa：骨折内侧皮质正常无移位，骨折稳定；Ⅰb：内侧皮质骨折且存在重叠，牵引后内侧皮质复位，骨折变得稳定；Ⅰc：内侧皮质骨折且重叠，牵引后内侧皮质骨不能完全复位，骨折不稳定；Ⅰd：内侧皮质粉碎骨折，牵引后内侧皮质骨不能复位，骨折不稳定。Ⅱ型为骨折线逆转子走向。对于在 X 线片上显示出明确骨折移位，同时伴有严重骨质疏松但身体状况尚能耐受手术的患者，手术治疗通常是首选方案。在决

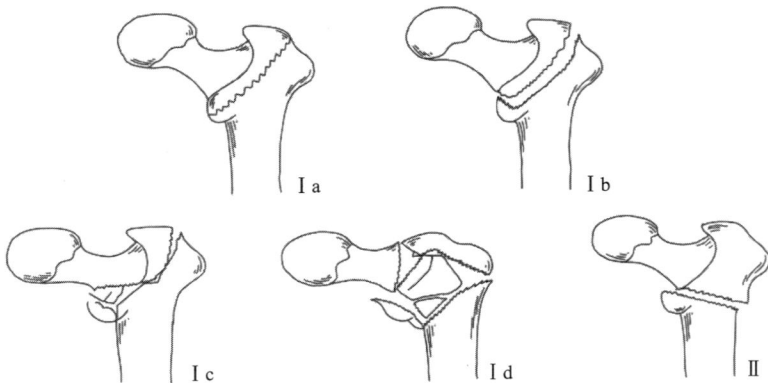

图 4-14　股骨粗隆间骨折 Evans 分型示意图

定实施手术前，医生必须仔细研读 X 线片，这一步骤对于评估骨折的稳定性至关重要。不仅要判断骨折本身是否稳定，还要预测在尝试复位后，骨折部位是否能够重新获得稳定状态。

手术治疗的根本目标在于，通过精确的复位操作，对股骨粗隆间骨折进行坚强而稳定的固定。这不仅有助于促进骨折的愈合，还能最大限度地减少患者因骨折而卧床的时间，从而降低因长期卧床而引发的诸如深静脉血栓、坠积性肺炎等并发症的风险。

4.3.3.2　内固定术

（1）髓外固定

动力髋螺钉（dynamic hip screw，DHS）是一种专为治疗股骨粗隆间骨折设计的内固定装置（图 4-15）。该装置由一根粗大且具有宽螺纹的拉力螺钉、套管钢板以及加压螺钉巧妙连接而成。在骨折复位及后续的愈合过程中，DHS 能够发挥显著的静力加压效果，促使两个骨折端紧密靠拢，为骨折的稳定愈合提供有力支持。特别是对于顺转子间骨折线骨折，DHS 还能实现动力加压作用，即在患者活动过程中，通过螺钉与钢板的协同作用，对骨折端施加动态的压力，进一步促进骨折的愈合与恢复。

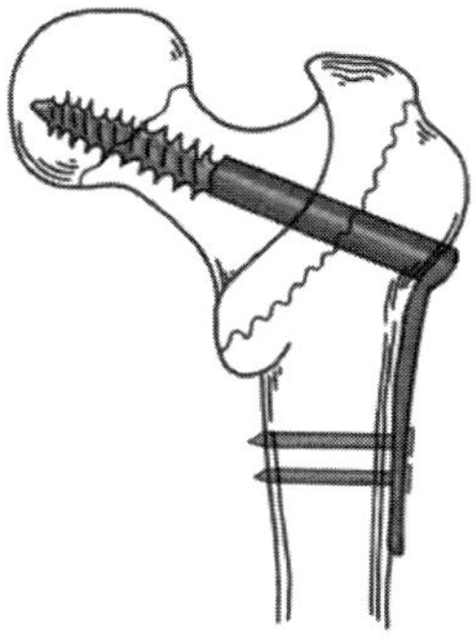

图 4-15　动力髋螺钉内固定（DHS）示意图

（2）髓内固定

从生物力学的专业视角审视，髓内固定技术在处理股骨粗隆间骨折时展现出更为显著的优势。这一技术的核心在于利用髓内钉装置，如 Gamma 钉与股骨近端髓内钉（proximal femoral nail，PFN），实现对骨折部位的稳定固定与促进愈合。Gamma 钉作为一种创新的滑动螺钉与髓内钉结合的设计，其构造精妙，包括股骨近端的加压螺钉、短髓内钉主体以及远端的两枚锁钉。这种设计使得 Gamma 钉的力线能够紧密贴近股骨头中心，从而在患者康复早期即可支持其下地负重，加速了康复进程。然而，Gamma 钉在实际应用中并非尽善尽美，其外翻角度较大的设计特点，增加了钉尾附近股骨干骨折等并发症的风险。针对这一不足，股骨近端髓内钉应运而生，特别是在亚洲地区，PFNA（proximal femoral nail-asian）版本因其更贴合亚洲人群骨骼特点而得到广泛应用。PFNA 特别适用于那些骨折累及股骨粗隆、大粗隆下骨质，且未伴随其他严重内科疾病的亚洲患者。

在不稳定型骨质疏松性股骨粗隆间骨折，如 Evans Ⅰc、Ⅰd、Ⅱ型的处理上，PFNA 的性能尤为突出。它不仅提供了卓越的抗旋转性，还显著缩短了手术时间，减少了术中出血量，并有效降低了并发症的发生率。尤为值得一提的是，PFNA 的设计有效降低了近端锁钉切出的概率，这一优势对于确保手术成功及患者后续恢复至关重要。

❖ 典型病例 4-8

患者，86 岁，女性，因"摔伤致右髋部疼痛大于 2h"入院。经初步诊断，患者确诊为右侧股骨粗隆间骨折，具体分型为 Evans Ⅱ型。在充分术前准备的基础上，为患者行右侧股骨粗隆间粉碎性骨折的闭合复位髓内钉内固定术（图 4-16）。

4.3.3.3　人工关节置换术

股骨粗隆间骨折后，由于骨性参照物的缺失，往往给手术操作带来极大挑战，特别是假体置入过程中，难以确保位置的精确与固定的稳固。这种情况下，假体位置不良、固定不牢靠成为常见问题，进而可能引发髋关节脱位、假体松动

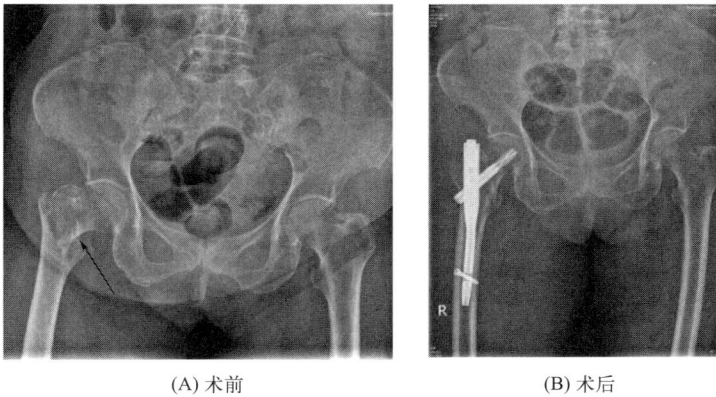

（A）术前　　　　　　　　　　　　　（B）术后

图 4-16　某患者股骨近端髓内钉（PFNA）内固定术术前及术后

（A）术前 DR 骨盆加长正位片提示右股骨粗隆间骨折（→）；（B）术后 DR 骨盆加长正位片

提示右股骨粗隆间骨折行 PFNA 内固定术后改变，假体位置良好

等一系列严重并发症。尤为值得注意的是，一旦假体出现松动或感染，后续的补救措施将极为复杂且效果有限，给患者带来极大的身心痛苦。因此，在股骨粗隆间骨折的治疗策略中，人工关节置换并非首选或常规方案，而是作为特定情境下的补充手段。这些特殊情境通常包括严重骨质疏松、内固定治疗失败、严重粉碎性骨折、合并股骨头坏死或骨关节炎，以及陈旧性骨折等复杂病例。在这些特定条件下，人工关节置换可能成为挽救患者关节功能、提升生活质量的有效途径。然而，对于运动需求不高且预期寿命相对较短的患者群体，广泛推广人工关节置换术并无必要。这类患者往往能够通过其他治疗手段获得满意的疗效，同时避免手术带来的额外风险。

尽管如此，对于少数转子间骨不连接和内固定失败的患者，人工关节置换仍不失为一种值得考虑的有效治疗方法。在严格掌握适应证、充分评估患者状况的基础上，合理选择并实施人工关节置换术，能够为这部分患者带来实质性的治疗效益。

综上所述，髋部骨折的治疗是一个综合考量的过程，需要根据患者的具体情况，结合保守治疗与手术治疗的优势，制定个性化的治疗方案。同时，加强骨质疏松的预防和治疗、提高老年人群的健康意识，对于减少髋部骨折的发生、保障老年人的生活质量具有重要意义。随着医疗技术的不断进步和对老龄化社会的深入研究，未来髋部骨折的治疗将更加精准、高效，为老年患者的健康保驾护航。

4.4 上肢骨折的处理

4.4.1 肱骨近端骨折

4.4.1.1 概述

肱骨近端骨折是老年人群中一种非常普遍的骨质疏松性骨折类型，它包括了肱骨颈骨折、大结节骨折以及小结节骨折等多种形式。这种骨折类型在国人全身骨折病例中所占的比例达到了 2.5%，这一数据充分显示了其在骨科临床工作中的重要性。随着社会人口老龄化的趋势日益明显，肱骨近端骨折的发病率呈现出逐年上升的态势，这无疑对老年人的生活质量构成了极大的威胁。

肱骨近端骨折之所以复杂，主要是因为其具有多种不同的分型体系。在这些分型系统中，Neer 分型系统因其详尽细致而备受推崇。Neer 首先将肱骨近端分为四大部分，即肱骨头、大结节、小结节和肱骨干近端；Neer 分型依据是肱骨近端骨折块的解剖位置和有无移位（移位标准为：骨折块移位超过 1cm，或者骨折断端成角畸形超过 45°）。如果骨折块或骨折所涉及的区域移位＜1cm 或成角＜45°，就被定义为一部分骨折；而两部分骨折则分为 4 种：两部分解剖颈骨折、两部分外科颈骨折、两部分大结节骨折、两部分小结节骨折；三部分骨折分为 2 种：三部分大结节骨折、三部分小结节骨折；四部分骨折分为 2 种：外展嵌插型骨折、真正的四部分骨折。此外，还有骨折伴脱位型：向前方脱位或者向后方脱位；头碎裂类型：头劈裂和头压缩两种（图 4-17）。通过对骨折的具体部位、移位的程度以及伴随的损伤情况进行综合评估，为临床治疗方案的选择提供了重要的参考依据。

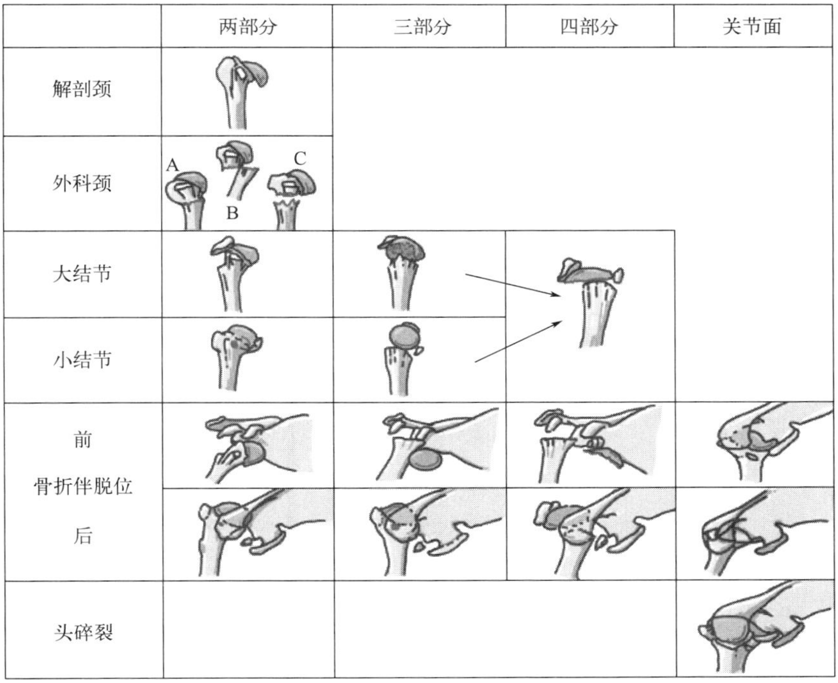

	两部分	三部分	四部分	关节面
解剖颈				
外科颈	A B C			
大结节				
小结节				
前 骨折伴脱位 后				
头碎裂				

图 4-17　肱骨近端骨折的 Neer 分型（引自《创伤骨科手术学》）

在众多肱骨近端骨折类型中，以下几类情况尤其值得关注，因为它们对治疗和预后具有重要影响。①骨折脱位：这是一种严重的骨折类型，意味着骨折端完全失去了原有的解剖关系，这种情况需要紧急处理以恢复关节的稳定性，否则可能会导致长期的功能障碍。②肱骨头劈裂型骨折：这种骨折直接影响关节面的平整，对肩关节功能的恢复构成重大挑战，需要精确的复位和固定技术。③肱骨头与肱骨干间的严重分离移位：这种情况不仅增加了复位的难度，还可能影响到肱骨的血供，导致愈合延迟，甚至可能引发骨不连。④开放性骨折：由于伴有皮肤破损，感染风险显著增加，因此需要及时彻底地清创和适当的抗生素治疗。⑤伴有臂丛神经和/或重要血管损伤，这类并发症的处理直接关系到患者的预后，可能需要神经外科或血管外科的干预。⑥大结节骨折移位明显（超过 5mm）：若不及时纠正，将严重影响肩袖功能，导致肩关节疼痛和活动受限。⑦严重内翻骨折：特别是后内侧压缩性骨近端骨折，当颈干角小于125°时，保守治疗往往难以达到理想效果，易导致肩关节功能永久障碍，可能需要手术干预以恢复解剖关系和稳定性。

在面对肱骨近端骨折的复杂治疗情况时，手术治疗已经成为恢复患者肩关节功能的关键手段。手术的成功与否，主要依赖于三大核心要素的综合考量和精准实施。首先，微创手术技术的应用至关重要，旨在最小化手术创伤，尽可能保留骨折后残存的血供，为骨折愈合创造一个良好的生物学环境，从而促进患者的快速恢复。其次，恢复内侧力学支撑侧，即确保内侧距的解剖复位或重建，这一点是维持骨折稳定、促进骨愈合的基础，对于整个治疗过程具有决定性的影响。最后，外侧功能恢复侧的处理，特别是大结节骨折的解剖复位，这一点对于恢复肩袖的正常功能至关重要，直接关系到患者术后的生活质量，是手术治疗中不可忽视的重要环节。

具体到 Neer 分型中的特定骨折类型，如有移位的外科颈两部分骨折、移位超过5mm的大结节骨折以及有移位的三部分骨折，由于保守治疗难以实现满意的复位和固定，因此，手术治疗成为首选。在制定手术策略时，需要综合考虑患者年龄、身体状况、骨折类型及移位程度等因素，通过精确的操作和合理的内固定选择，实现骨折的稳定复位，促进骨折愈合，最终恢复患者的肩关节功能，提高其生活质量。这不仅要求医生具备高超的手术技巧和丰富的临床经验，还需要先进的医疗设备和材料的支持，以确保手术的安全性和有效性。此外，术后康复治疗同样重要，包括早期的功能锻炼和物理治疗，这些都有助于患者尽快恢复肩关节的功能，减少并发症的发生，提高患者的生活质量。因此，整个治疗过程是一个系统工程，需要多学科团队的紧密合作，才能达到最佳的治疗效果。

4.4.1.2 切开复位内固定术

针对肱骨近端的两部分、三部分以及四部分骨折，锁定钢板内固定技术因其出色的固定效果而被广泛采用。这种内固定方法不仅为骨折部位提供了坚固的支撑，还显著促进了患者早期的功能锻炼和康复治疗，从而在很大程度上提高了骨折愈合的长期效果。然而，值得注意的是，T型钢板作为锁定钢板的一种类型，较大的体积使其在手术过程中需要较大的暴露范围，这不可避免地增加了对骨块血供的破坏，可能影响骨折愈合的速度与质量。特别是老年患者，由于普遍存在骨质疏松的问题，螺丝钉的固定效果更易受到挑战，松动现象时有发生。螺丝钉的松动不仅削弱了钢板的整体强度，还可能对骨折部位造成进一步的损伤，影响治疗效果。为了克服这一难题，研究者们提出了在螺丝钉中注入骨水泥的创新方法。骨水泥作为一种生物相容性良好的材料，能够有效增强螺丝钉与骨骼之间的结合力，防止松动，从而提高了内固定的稳定性和持久性。通过这种方式，骨水泥能够填补螺丝钉与骨质之间的微小空隙，进一步加强了固定效果，确保骨折部位在愈合过程中能够保持稳定，从而提高了治疗的成功率。此外，骨水泥的使用还可以减少对骨块血供的进一步破坏，有助于维持骨块活力，促进骨折愈合。因此，这种创新方法在临床上具有重要的应用价值，为老年患者提供了更为安全和有效的治疗选择。

❖ **典型病例 4-9**

患者，59 岁，女性，因"摔伤致右肩部疼痛大于 2h"入院。经过详细的临床检查和影像学评估，确诊为右侧肱骨近端三部分骨折。鉴于病情的严重性和复杂性，医疗团队决定实施手术治疗。在完善相关术前检查和准备后，患者顺利接受了右肩关节切开复位内固定术（图 4-18），以期恢复肩关节的稳定性和功能，促进骨折的愈合。

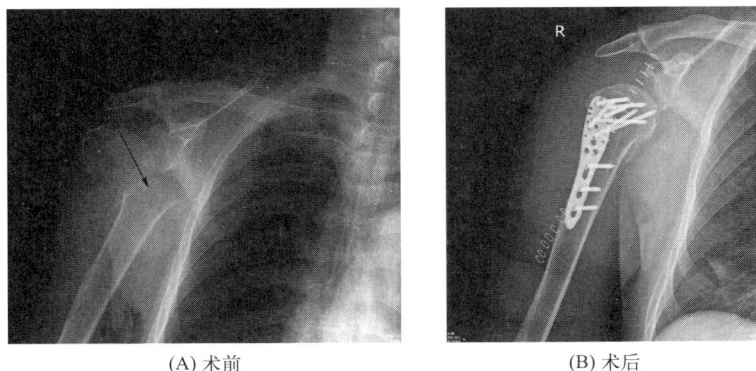

(A) 术前　　　　　　　　　　(B) 术后

图 4-18　某患者右肩关节切开复位内固定术术前及术后

（A）术前 DR 右肩正位片提示右肱骨近端骨折（→）；（B）术后 DR 右肩正位片提示右肱骨近端骨折行锁定钢板内固定术后改变，骨折对位对线良好

4.4.1.3 髓内钉固定术

髓内钉固定术是一种先进的骨折治疗方法，它在生物力学方面具有显著的优势。特别是在处理内翻、外翻以及扭转载荷的情况下，这种技术所展现出来的刚度远远超过了传统的固定方法。Gracitelli 及其同事的研究进一步支持了这一观点，他们发现无论是采用锁定钢板还是锁定髓内钉来固定肱骨近端骨折，在临床和放射学的结果上都能达到相似的效果，从而证明了这两种方法在治疗效果上的等效性。然而，尽管锁定髓内钉固定在某些方面表现出色，但其并发症和再次手术率相对较高的问题不容忽视。这主要是由于髓内钉的特定设计使得内侧距螺钉的位置与腋神经之间的空间极为有限，从而增加了医源性腋神经损伤的风险。此外，在肱骨近端插入髓内钉的过程中，如果操作不当，极易损伤肩袖组织，从而导致术后肩部疼痛，影响患者的康复进程和生活质量。更为严重的是，对于外侧皮质粉碎不连续的患者，使用髓内钉固定可能会带来更大的风险，因此这类患者通常被视为髓内钉固定的禁忌证。这就要求医生在术前必须对患者进行全面评估，准确判断骨折类型和严重程度，以选择最合适的固定方式，确保治疗效果的同时，最大限度地降低并发症和再次手术的风险。

❖ **典型病例4-10** ———————

患者，79岁，女性，因"摔伤致右肩部疼痛4h"入院。经过全面的临床检查和影像学诊断，确诊为右侧肱骨近端骨折合并肱骨中上段骨折。鉴于患者的年龄和骨折类型，医疗团队在完善相关术前检查和准备后，决定为其实施肱骨近端髓内钉固定术（图4-19）。此手术旨在通过髓内钉的固定作用，同时固定肱骨近端和肱骨中段的稳定性和功能，促进骨折的愈合，以期减轻患者的疼痛并改善其生活质量。

4.4.1.4 肩关节融合术（盂肱关节融合术）

盂肱关节融合术是一种通过内固定器械（如钢板、螺钉）将肱骨与肩胛骨固

(A)

(B)

(C)

(D)

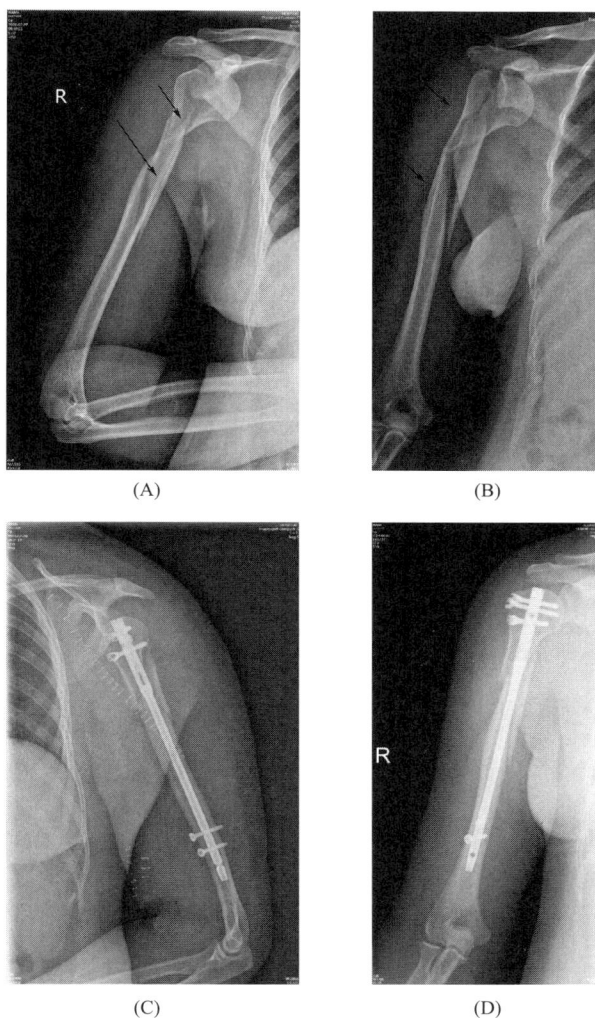

图 4-19 某患者肱骨近端髓内钉固定术术前及术后

（A）术前 DR 右肩正位片提示右肱骨近端合并肱骨中上段骨折（→）；（B）术前 DR 右肩侧位片提示右肱骨近端合并肱骨中上段骨折（→）；（C）术后 DR 右肩正位片提示右肱骨近端骨折行肱骨近端髓内钉固定术后改变，骨折对位对线良好；（D）术后 DR 右肩侧位片提示右肱骨近端骨折行肱骨近端髓内钉固定术后改变，骨折对位对线良好

定在一起，使得患者术后盂肱关节间隙逐渐消失，将肱骨与肩胛骨融合为一个整体。该手术优点在于能提供稳定的肩关节，缓解疼痛。但代价是患者肩关节完全丧失活动能力，患者无法完成外展、旋转等动作。此外，关节融合术一旦融合失败，可能导致骨不连或疼痛持续。因此，在当今医疗界越来越重视功能保留和恢复的理念下，临床上肱骨近端骨折初次手术选择盂肱关节融合手术的患者数量已经大幅减少，但考虑盂肱关节融合术可为患者提供稳定而有力的肩关节功能，因此对一些特殊的疾病，如神经麻痹、肿瘤切除术后的重建、破坏关节的化脓性关节炎、全肩关节置换失败，盂肱关节融合术可作为最好的补救方法，故在肩关节外科医师的选择方法中仍占有一席之地。

4.4.1.5 关节置换术

多项深入研究及欧洲创伤和紧急外科学会的权威推荐表明，肱骨头的关节置换术已成为治疗肱骨近端严重粉碎性骨折、复杂肱骨近端移位骨折等老年患者的常用且有效的方法。这一手术方案通过替换受损的肱骨头，旨在恢复关节的稳定性，减轻疼痛，并促进患者的功能康复。特别是对于那些伴有严重骨质疏松、肱骨近端骨折脱位、四部分骨折、解剖颈骨折以及肱骨头劈裂型骨折的老年患者，肱骨头的关节置换术提供了重要的治疗选择。

然而，尽管该手术在某些方面具有显著优势，但关于肱骨近端移位性骨折的手术治疗与保守治疗效果的争议仍然存在。这主要是因为手术适应证的选择需极为谨慎，必须综合考虑患者的具体情况。其手术适应证除了上述提及的骨折类型外，还包括其他复杂情况。但同时，该手术也存在一些明确的禁忌证：①全身或局部的活动性或近期感染，这类情况可能增加手术的风险和并发症；②不可修复性肩袖损伤以及因瘫痪导致的三角肌功能丧失；③骨折或关节炎造成的关节盂严重损伤，同样需要谨慎考虑手术的可行性。

❖ **典型病例 4-11** ————————————

高某，85 岁，女性，因"摔伤致左肩部疼痛 1d"入院。经过详细的临床检查和影像学评估，医生诊断为左侧肱骨近端骨折。考虑到患者的年龄、骨折的严

重程度以及预期的功能恢复需求，医疗团队在完善相关术前检查和准备后，决定为其实施人工肱骨头置换术（图 4-20）。此手术旨在通过替换受损的肱骨头，恢复关节的稳定性，减轻患者的疼痛，并最大程度地促进其功能康复，以提高患者的生活质量。

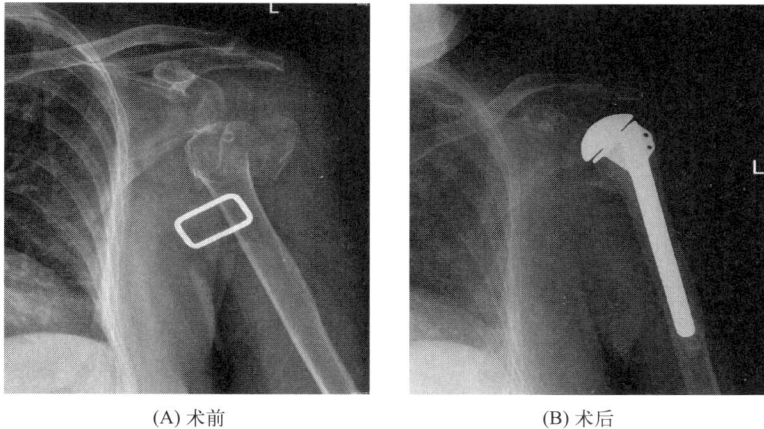

（A）术前　　　　　　　　　　（B）术后

图 4-20　某患者人工肱骨头置换术术前及术后

（A）术前 DR 左肩正位片提示左肱骨近端骨折；（B）术后 DR 左肩正位片提示左肱骨近端骨折行人工肱骨头置换术后改变，假体位置良好

4.4.2　桡骨远端骨折

4.4.2.1　概述

桡骨远端骨折是一种在骨折类型中极为常见的损伤，其发病率随着全球人口老龄化的趋势而显著上升。目前，这种骨折已被列为三大骨质疏松性骨折之一，对老年人群的健康构成了严重威胁。此类骨折的发生，通常与患者的年龄、骨质状况以及外伤机制密切相关。在治疗桡骨远端骨折时，手术方法的选择需要根据骨折的具体类型、移位程度以及患者的整体健康状况来综合考量。对于某些复杂

或粉碎性骨折，为了恢复桡骨远端的高度、支撑塌陷的软骨面以及增强内固定物的牢固性，医生可能会选择植骨这一辅助手段。

骨折的分型对于指导治疗至关重要，但目前尚无一种分类方法能够涵盖所有可能的骨折情况。在临床实践中，人名命名法因其直观、易记的特点而被广泛应用。其中，Colles 骨折是最为常见的一种类型，它通常发生在患者跌倒时，手臂伸出、前臂旋前、腕背伸，并以手掌着地的情境下［图 4-21(A)］。老年人骨质较为脆弱，即使是较小的暴力也可能导致粉碎性骨折的发生。相比之下，Smith骨折则多是由于跌倒时腕背着地，腕关节急骤掌曲所致［图 4-21(B)］。这种骨折类型与 Colles 骨折在受伤机制上有所不同，因此在治疗时也需要采取不同的策略。

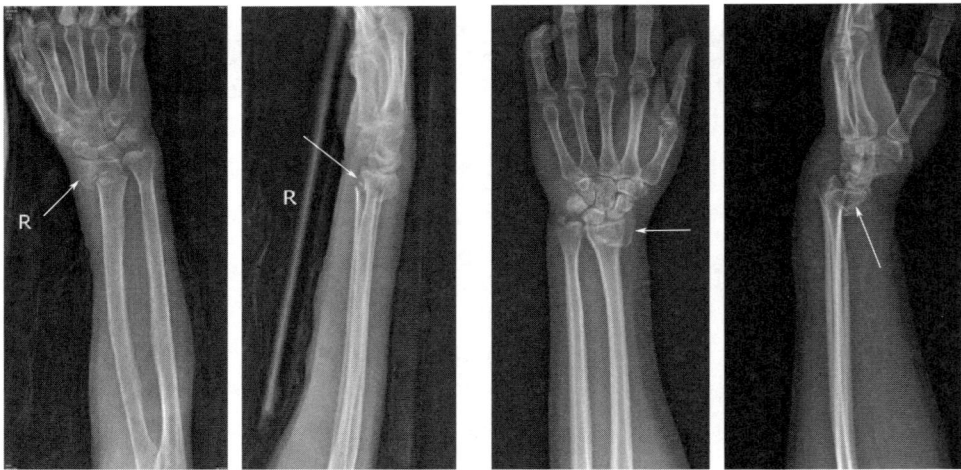

(A) Colles骨折　　　　　　　　　　　　(B) Smith骨折

图 4-21　桡骨远端骨折典型 X 线改变

（A）左侧图为术前 DR 右腕关节正位片提示右桡骨远端骨折（→），骨折远端向桡侧移位，骨折整体
短缩畸形；右侧图为术前 DR 右腕关节侧位片提示右桡骨远端骨折（→），骨折远端向背侧移位，
整体表现为 Colles 骨折。（B）左侧图为术后 DR 左腕关节正位片提示左桡骨远端骨折（→），骨折
短缩畸形；右侧图为术后 DR 左腕关节侧位片提示左桡骨远端骨折（→），骨折远端向掌侧移位，
整体表现为 Smith 骨折

而 Barton 骨折，虽然占比相对较低，仅占桡骨远端骨折的 3%，但其发生往往与高能量损伤有关，如交通伤、坠落伤等。这类骨折多见于成年男性，且由于损伤能量较高，往往伴有严重的软组织损伤，因此在治疗时需要更加谨慎和细致。在治疗过程中，医生会根据患者的具体情况，选择最适合的治疗方法，以期达到最佳的治疗效果。同时，术后康复也是治疗过程中非常重要的一部分，通过合理的康复训练，可以帮助患者尽快恢复功能，减少并发症的发生。因此，对于桡骨远端骨折的治疗，需要综合考虑多种因素，制定个性化的治疗方案。

4.4.2.2 桡骨远端髓内钉固定术

髓内钉固定术是一种先进的微创手术方法，它在处理桡骨远端骨折时展现出了独特的优势。这种技术的基本前提是骨折能够通过闭合复位达到满意的对位对线，这意味着在不切开皮肤的情况下，通过手法或牵引等方式使骨折断端恢复正常的解剖关系。一旦闭合复位成功，通常会先使用克氏针进行临时固定，以确保在后续操作中骨折部位的稳定性。而手术的关键步骤在于通过桡骨茎突的微小开口，精确地将髓内钉自腕背侧第 1、第 2 间室间隙置入。这一路径的选择旨在最大限度地减少对周围软组织的损伤，同时确保髓内钉能够准确、牢固地锁定在骨折部位的髓腔内，从而提供坚强的内固定。

髓内钉固定术治疗桡骨远端骨折之所以能够获得良好的手术效果，主要得益于其微创的特性。相较于传统的切开复位钢板内固定，髓内钉固定技术显著减少了手术创伤，降低了出血量，并有效减少了术后并发症的发生。更重要的是，它有助于患者腕关节功能的快速恢复，减少了因长期制动而导致的关节僵硬、肌肉萎缩等问题。此外，髓内钉固定技术还广泛应用于长骨骨干骨折的治疗中，其闭合或有限切开复位的方式，不仅有效降低了医源性因素对骨折部位血运的破坏，还充分利用了髓内钉的轴心固定优势，为骨折愈合提供了更为理想的生物力学环境。

然而，值得注意的是，桡骨远端髓内钉固定技术虽然先进，但其适用范围相对有限，主要适用于完全关节外骨折及简单的关节内骨折，对于复杂的关节内粉碎性骨折，则可能并不适用。因此，在实际应用中，需根据患者的具体情况，合理选择治疗方案。医生在决定是否采用髓内钉固定技术时，必须综合考虑患者的年龄、骨折类型、骨折部位的解剖结构以及患者的全身状况等因素。只有在充分评估后，才能确保手术的成功率和患者的最佳预后。

4.4.2.3　切开复位钢板内固定术

切开复位钢板内固定术在治疗骨质疏松性桡骨远端不稳定骨折方面，展现出了广泛的应用价值。这种手术方法通过将骨折部位切开并重新定位，然后使用钢板进行内固定，从而有效地稳定骨折部位，促进骨折愈合。尤其是掌侧锁定钢板系统，凭借其卓越的力学性能和稳定性，已成为治疗此类骨折的金标准。该系统通过精确的解剖复位和坚强的内固定，有效促进了骨折的愈合，减少了骨折再移位的风险，为患者康复提供了坚实的基础。

然而，切开复位钢板内固定术并非万能。在实际应用中，该手术方法也伴随着一系列潜在的并发症。例如，旋前方肌的损伤可能导致前臂旋转功能受限；骨折部位血运的破坏则可能影响骨折愈合的速度和质量；掌侧软组织的激惹可能引起疼痛、肿胀等不适感；背侧肌腱的磨损则可能导致肌腱炎等后遗症。此外，对于严重骨质疏松的患者，由于骨骼质地脆弱，内固定材料容易松动或断裂，从而增加了内固定失效的风险。

因此，临床医生在面对桡骨远端骨折患者时，必须全面评估患者的骨折情况、软组织条件、全身健康状况以及经济承受能力，包括对患者的年龄、骨折类型、骨质疏松程度、合并症等因素进行综合考虑。结合以往的临床经验和最新的医学研究成果，为患者制定个性化的治疗方案，这既是对患者病情的精准把控，也是对医疗资源的合理利用。通过精心策划的手术方案和细致的术后护理，我们可以最大限度地减少手术并发症的发生，提高手术的成功率，帮助患者尽快恢复健康，重返正常的生活轨道。同时，医生还应密切关注患者的术后恢复情况，及时调整治疗方案，以确保最佳的治疗效果。

黄某，64岁，女性，因"左腕部外伤4h，伴疼痛、肿胀、活动受限"入院，经过医生的详细检查和影像学诊断，确认黄某为左桡骨远端骨折。鉴于患者左桡骨远端粉碎性骨折，涉及关节面，医生决定为其实施掌侧接骨板固定桡骨远端骨折术（图4-22），以恢复骨折部位的解剖结构和稳定性，促进骨折愈合，减轻患者痛苦，并帮助她尽快恢复腕关节的功能。

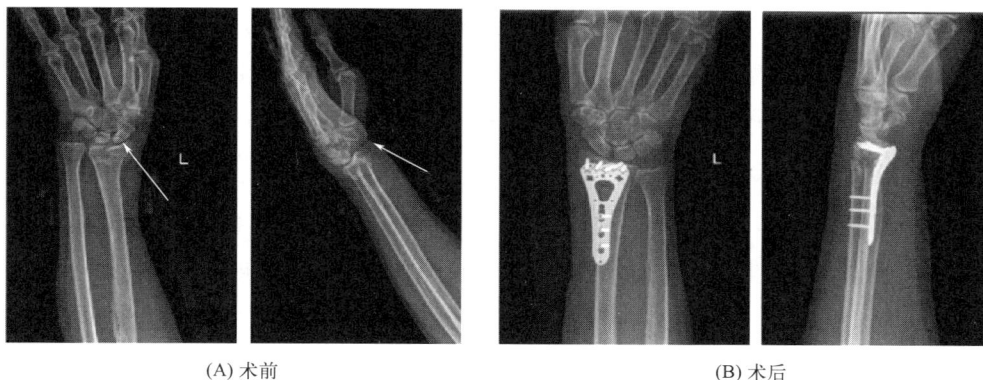

(A) 术前 (B) 术后

图4-22　某患者掌侧接骨板固定桡骨远端骨折术术前及术后

（A）术前DR左腕关节正、侧位片提示左桡骨远端骨折粉碎性骨折（→），关节面塌陷；

（B）术后DR左腕关节正、侧位片提示左桡骨远端骨折钢板内固定术后改变

4.5　老年性骨质疏松性骨折与内科疾病的相关性研究

随着我国社会经济的快速发展以及人民生活、医疗水平的显著提升，老年群体的健康问题日益成为社会关注的焦点。其中，骨质疏松症作为一种与年龄密切相关的全身性骨病，其发病率随着人口老龄化的加剧而逐年攀升，对老年人的生活质量构成了严重威胁。

骨质疏松是一种静默的疾病，往往在无声无息中侵蚀着老年人的骨骼健康。

根据相关研究数据显示，2018 年我国 40 岁以上男女性人群骨质疏松患病率分别为 5.0% 和 20.6%，且这一数字呈逐年上升趋势。预计到 2050 年，50 岁及以上男性骨质疏松患病率将达到 7.46%，而女性患病率则将高达 39.19%。这一数据背后，是无数因骨质疏松而饱受折磨的老年人和他们背后的家庭。骨质疏松患者发生脆性骨折的风险显著增加，尤其是对于老年人而言，跌倒后更容易发生骨折。据统计，我国每年因骨质疏松并发骨折的患者占比约为 9.6%。骨折后，老年人往往需要经历住院、手术、卧床等一系列艰难的过程，这不仅严重影响了他们的生活质量，还可能导致一系列并发症的发生，如肺部感染、压疮、深静脉血栓等，进一步加剧了疾病的危害。而老年患者多伴有多种内科基础疾病，而这些疾病往往与骨质疏松的发生存在一定的关联。

为了深入探讨老年性骨质疏松性骨折与内科基础疾病的相关性，笔者选取了 2021 年 1 月 1 日至 2021 年 12 月 30 日在广东省中医院芳村医院住院的 60 岁以上的老年骨折患者作为研究对象，进行了回顾性研究。研究结果显示，在 266 例老年骨折患者中，有 208 例患有骨质疏松，骨质疏松发生率为 78.20%。其中，男性老年骨折患者患有骨质疏松症的概率为 48.98%，女性老年骨折患者患有骨质疏松症的概率为 84.79%，女性患病率显著高于男性。这一结果与骨质疏松在性别上的差异相吻合，即女性更易受到骨质疏松的侵袭。进一步通过 Logistic 回归分析发现，年龄（≥70 岁）、女性、高血压、冠心病、糖尿病、慢性肺病、脑病以及跌倒史是骨质疏松性骨折的危险因素。

4.5.1　性别因素

本研究深入探索了 266 例因骨折入院的老年患者的骨质状况，通过细致的回顾性分析方法，揭示了骨质疏松在老年群体中的分布特征。在这 266 例患者中，女性患者占据了显著优势，共计 217 例，相比之下，男性患者仅为 49 例。进一步细分发现，女性骨质疏松患者的数量高达 184 例，患病率惊人地达到了 84.79%，这一比例远高于男性患者的 24 例。这一数据强有力地表明，女性群体是骨质疏松的高风险人群。尤其值得注意的是，绝经后的女性患者，其体内雌激素水平经历了显著的下滑，这一生理变化直接导致了钙流失的加剧，骨组织含量因此大幅下降。这种骨骼强度的减弱，无疑增加了老年女性发生骨质疏松性骨折的风险。本研究不仅为理解骨质疏松的性别差异提供了实证支持，也为未来针对老年人群，特别是绝经后女性的骨质疏松预防和治疗策略的制定提供了重要参考。

4.5.2　年龄因素

本项研究明确地揭示了一个重要的医学事实，即年龄是导致骨质疏松性骨折发生的一个关键性危险因素。研究结果表明，随着年龄的增长，个体发生骨质疏松性骨折的风险显著增加，呈现出一种明显的上升趋势。这种现象背后的原因是多方面的。首先，随着年龄的增长，老年人的体力活动显著减少，这导致他们的骨骼无法获得足够的应力刺激。应力刺激对于维持骨骼的强度和健康至关重要，缺乏这种刺激会导致骨骼逐渐变得脆弱。其次，维生素 D 的缺乏也是一个重要的因素。维生素 D 在促进钙的吸收方面发挥着至关重要的作用，而钙是维持骨骼健康不可或缺的矿物质。然而，老年人的肠道吸收功能逐渐下降，导致他们无法有效地吸收钙质，从而使得骨骼缺乏必要的营养支持。此外，老年人体内激素水平的下降，尤其是性激素的减少，也对骨骼健康产生了负面影响。性激素在维持骨骼密度和强度方面起着重要作用，其水平的下降会进一步加剧骨质疏松的状况。

4.5.3　内科基础疾病因素

在本研究中，通过 Logistic 回归分析，我们揭示了高血压、冠心病、糖尿病、慢性肺病［包括慢性阻塞性肺疾病（慢阻肺）、支气管哮喘等］以及脑病（涵盖脑出血、脑梗死、帕金森病等）是骨质疏松性骨折发生的重要危险因素。这些发现不仅深化了我们对骨质疏松性骨折发病机制的理解，也为临床预防和治疗提供了新的视角。

4.5.3.1　高血压

高血压作为一种常见的慢性疾病，其对骨骼健康的影响日益受到关注。董莹莹等人的研究指出，绝经后女性的骨密度与收缩压之间存在负相关关系，这提示高血压状态可能直接或间接地影响骨骼的强度和稳定性。韩栋等人进一步发现，高血压能够影响老年患者的骨密度，从而增加骨质疏松性骨折的风险。尽管高血压导致骨质疏松的具体机制尚未完全明确，但已有研究提出了几种可能的途径。首先，肾素-血管紧张素-醛固酮系统（RAAS）在调节破骨细胞活性方面发挥着重要作用。RAAS不仅参与血压调节，还可能通过影响骨组织中的信号传导，促进骨吸收过程，导致骨量减少。此外，高血压患者体内常出现负钙平衡状态，这是由于血压升高可能促进肾脏对钙的排泄，同时增加骨转换率和骨吸收，最终导致骨质疏松和骨折风险的增加。值得注意的是，高血压还伴随着交感神经系统的过度兴奋，交感神经通过骨骼上的肾上腺素能受体抑制成骨细胞的活性，减少骨合成，进一步降低骨密度。这些机制共同揭示了高血压与骨质疏松性骨折之间的复杂联系。

4.5.3.2　冠心病

王志敏等人的研究表明，40岁以上女性中，骨质疏松性骨折的发生与冠心病之间存在显著的相关性，这提示两者之间存在共同的病理生理基础。冠心病和骨质疏松共享一些危险因素，如骨结合素、骨胶原蛋白和骨桥蛋白等，这些因子不仅参与动脉粥样硬化过程，还影响骨形成，从而加剧骨质疏松和骨折的风险。冠心病患者往往伴有血脂异常、炎症反应等，这些因素也可能间接影响骨骼健康，形成恶性循环。因此，对于冠心病患者，除了关注心血管健康外，还应重视骨骼健康的评估和管理。

4.5.3.3　糖尿病

糖尿病作为一种代谢性疾病，其对骨骼的影响同样不容忽视。糖尿病患者由于胰岛素分泌不足或作用受损，导致体内钙、磷代谢异常，25-羟基维生素$D_3[25(OH)D_3]$水平显著下降。$25(OH)D_3$是维生素D在体内的主要活性形式，对于促进肠道钙吸收至关重要。因此，$25(OH)D_3$水平的降低会导致钙吸收不足、骨骼强度下降、骨脆性增加，从而增加骨质疏松的风险。此外，糖尿病患者的慢性高血糖状态还可能通过糖基化终末产物的形成，影响骨胶原纤维的结构和功能，进一步削弱骨骼的力学性能。因此，对于糖尿病患者而言，积极控制血糖水平，同时补充适量的维生素D和钙，对于预防骨质疏松性骨折具有重要意义。

4.5.3.4 慢性肺病

慢性肺病患者，尤其是慢性阻塞性肺疾病（COPD）和支气管哮喘患者，其骨质疏松性骨折的风险也显著增加。这可能与患者长期缺氧、营养不良、缺乏运动等多种因素有关。COPD患者常伴有长期的咳嗽、咳痰和呼吸困难，而支气管哮喘患者则常有胸闷、气促和刺激性咳嗽等症状。这些症状不仅影响患者的生活质量，还限制了他们的日常活动能力。为了缓解这些症状，患者往往需要长期使用糖皮质激素，这类药物虽然能有效控制炎症，但长期使用会导致骨丢失、骨密度降低，从而诱发骨质疏松。此外，慢性肺病患者因活动可诱发不适，活动能力明显下降，长期缺乏运动进一步加速了骨量的丢失，加重了骨质疏松的病情。因此，对于慢性肺病患者，除了积极治疗原发病外，还应鼓励适量运动，同时监测骨密度，必要时采取干预措施。

4.5.3.5 脑病

老年期痴呆、帕金森病、脑出血、脑梗死等脑病，不仅影响患者的认知功能和运动能力，还对其骨骼健康构成严重威胁。这些疾病可引起脑神经生理学的改变，导致下丘脑-垂体-性腺轴功能紊乱，影响性激素的分泌，进而干扰骨代谢过程，降低骨密度、骨矿物质含量及骨强度。此外，脑病患者往往因行动不便、活动能力受限，导致骨量丢失增加。同时，由于肢体僵硬、乏力等原因，跌倒的风险极高，跌倒后发生骨折的概率也大大增加。因此，对于脑病患者，除了针对原发病的治疗外，还应加强跌倒预防教育，提高患者及其家属的安全意识，同时定期进行骨密度检测，及时采取干预措施，以减少骨质疏松性骨折的发生。

4.5.4 跌倒因素

跌倒史作为骨质疏松性骨折的一个重要高危因素，在临床数据中得到了充分验证。在一项涉及 266 例老年骨折患者的研究中，我们发现骨质疏松症（OP）患者占比高达 78％（208 例），而非 OP 患者为 22％（58 例）。值得注意的是，在这 208 例 OP 患者中，有跌倒史的患者比例竟高达 73.08％（152 例），而在 58 例非 OP 患者中，这一比例则为 55.17％（32 例）。两组之间的这一差异具有显著的统计学意义，强烈提示 OP 患者跌倒后发生骨折的风险远高于非 OP 患者。这一发现进一步强调了骨质疏松症患者在日常生活中加强防护、预防跌倒的重要性。通过采取一系列跌倒预防措施，如改善家居环境、加强平衡与力量训练、使用辅助设备等，可以有效降低骨质疏松性骨折的发生风险，从而改善患者的生活质量，减轻家庭和社会的负担。

4.5.5 综合治疗

针对老年性骨质疏松性骨折与内科疾病的紧密联系，采取综合治疗策略显得尤为关键。综合治疗不仅关注骨折的修复，更重视改善患者的整体健康状况，从而有效降低再次骨折的风险。对于已经发生骨折的老年患者，首要任务是进行紧急处理，这包括对疼痛的有效控制、骨折部位的妥善固定和制动，以及在必要时进行手术治疗。在这一紧急处理过程中，必须充分考虑患者的内科疾病状况，以避免治疗过程中可能出现的并发症。

在治疗骨折的同时，还应积极控制和治疗患者的内科疾病。对于高血压患者，需要调整降压药物，确保血压的稳定；冠心病患者应接受规范的药物治疗，必要时进行介入治疗或搭桥手术；糖尿病患者应严格控制血糖水平，调整饮食结构并合理使用降糖药物；慢性肺病患者应接受呼吸治疗，改善通气功能，并尽量减少糖皮质激素的使用；脑病患者则应接受相应的神经科治疗，以改善脑功能。

针对骨质疏松这一根本问题，应采取多种措施进行治疗。首先，应补充适量的钙和维生素 D，以增强骨骼的力学性能。其次，可以使用抗骨质疏松药物，如双膦酸盐类、选择性雌激素受体调节剂等，以减少骨质流失，促进骨质形成。此外，还可采用物理疗法，如冲击波治疗、超声波治疗等，以改善局部血液循环，促进骨折愈合。

同时，康复锻炼是骨质疏松性骨折综合治疗的重要组成部分。通过专业的康复锻炼，可以恢复患者的运动功能，提高生活质量。在康复锻炼过程中，应根据患者的具体情况制订个性化的锻炼计划，避免过度锻炼导致二次损伤。同时，患者还应调整生活方式，保持合理的饮食，增加富含钙、磷和维生素 D 的食物摄入；避免长期卧床和久坐不动，适当进行户外活动，接受阳光照射，促进维生素 D 的合成和钙的吸收。

预防跌倒是降低老年性骨质疏松性骨折风险的关键措施。患者及其家属应接受预防跌倒的健康教育，了解跌倒的危害和预防措施。在家中，应改善家居环境，如增加扶手、防滑垫等，以减少跌倒的风险。同时，患者应定期进行骨密度检测，了解自己的骨骼健康状况，及时采取干预措施。

通过这些综合性的治疗和预防措施，可以有效提高老年性骨质疏松性骨折患者的治疗效果，降低复发风险，改善他们的生活质量。

参考文献

[1] 中华医学会骨科学分会. 骨质疏松性骨折诊疗指南（2022 年版）[J]. 中华骨科杂志，2022（22）：1473-1491.

[2] Si L，Winzenberg T M，Jiang Q，et al. Projection of osteoporosis-related fractures and costs in China：2010-2050 [J]. Osteoporosis Int.，2015，26（7）：1929-1937.

[3] Halvachizadeh S，Teuber H，Pape H C，et al. Principles and current concepts in the surgical treatment of fragility fractures in the elderly [J]. Best Practice & Research Clinical Rheumatology，2019，33（2）：264-277.

[4] Genant H K，Wu C Y，Van Kuijk C，et al. Vertebral fracture assessment using a semiquantitative tech-

nique [J]. J Bone Miner Res. , 1993，8（9）：1137-1148.

［5］中国康复医学会骨质疏松预防与康复专业委员会.骨质疏松性骨折二级预防中国专家共识［J］.中华医学杂志，2022（45）：3581-3591.

［6］Manson N A，Phillips F M. Minimally invasive techniques for the treatment of osteoporotic vertebral fractures [J]. Instructional Course Lectures，2007，56：273-285.

［7］Noguchi T，Yamashita K，Kamei R，et al. Current status and challenges of percutaneous vertebroplasty (PVP) [J]. Japanese Journal of Radiology，2023，41（1）：1-13.

［8］Zhang B，Li T，Wang Z. Efficacy and complications of different surgical modalities of treating osteoporotic spinal compression fracture in the elderly [J]. American Journal of Translational Research，2022，14（1）：364-372.

［9］Chmielnicki M，Prokop A，Kandziora F，et al. Surgical and Non-surgical Treatment of Vertebral Fractures in Elderly [J]. Z Orthop Unfall. ，2019，157（6）：654-667.

［10］Li J，Xu L，Liu Y，et al. Open Surgical Treatments of Osteoporotic Vertebral Compression Fractures [J]. Orthopaedic Surgery，2023，15（11）：2743-2748.

［11］Schroeder J D，Turner S P，Buck E. Hip Fractures：Diagnosis and Management [J]. American Family Physician，2022，106（6）：675-683.

［12］Prestmo A，Hagen G，Sletvold O，et al. Comprehensive geriatric care for patients with hip fractures：a prospective，randomised，controlled trial [J]. Lancet（London，England），2015，385（9978）：1623-1633.

［13］Switzer J A，O'Connor M I. AAOS Management of Hip Fractures in Older Adults Evidence-based Clinical Practice Guideline [J]. The Journal of the American Academy of Orthopaedic Surgeons，2022，30（20）：e1297-e1301.

［14］Hirakawa Y，Nakamura H，Minamitani K，et al. Prognostic value of the sliding length of cephalocervical screws to predict the risk of non-union after osteosynthesis：a retrospective analysis of 86 patients with intracapsular femoral neck fractures [J]. Journal of Orthopaedic Surgery and Research，2017，12（1）：33.

［15］李威威、陈聚伍、任佳、等.无头空心加压螺钉与空心拉力螺钉治疗 Garden Ⅰ、Ⅱ型股骨颈骨折的效果对比［J］.河南医学研究，2019，28（24）：4439-4441.

［16］白宇.无头空心加压螺钉与空心拉力螺钉对 Garden Ⅰ、Ⅱ型股骨颈骨折的治疗比较研究［J］.航空航天医学杂志，2021，32（10）：1182-1184.

［17］FAITH In vestigators. Fracture fixation in the operative management of hip fractures（FAITH）：an international，multicentre，randomised controlled trial [J]. Lancet（London，England），2017，389（10078）：1519-1527.

[18] Stoffel K，Zderic I，Gras F，et al. Biomechanical Evaluation of the Femoral Neck System in Unstable Pauwels Ⅲ Femoral Neck Fractures：A Comparison with the Dynamic Hip Screw and Cannulated Screws [J]．Journal of Orthopaedic Trauma，2017，31（3）：131-137.

[19] Gregory J J，Kostakopoulou K，Cool W P，et al. One-year outcome for elderly patients with displaced intracapsular fractures of the femoral neck managed non-operatively [J]．Injury，2010，41（12）：1273-1276.

[20] Hansson S，Bülow E，Garland A，et al. More hip complications after total hip arthroplasty than after hemi-arthroplasty as hip fracture treatment：analysis of 5，815 matched pairs in the Swedish Hip Arthroplasty Register [J]．Acta Orthopaedica，2020，91（2）：133-138.

[21] 马承榕，曹扬. 股骨颈骨折手术方式选择 [J]．国际骨科学杂志，2022，43（03）：139-142.

[22] 吕辉，黄邓华，邹龙飞，等. 全髋关节置换和人工股骨头置换修复移位型股骨颈骨折效果：基于14项随机对照试验的 Meta 分析 [J]．中国组织工程研究，2021，25（27）：4421-4428.

[23] 唐德志，邬学群，李晓锋. 骨质疏松性骨折中西医结合诊疗专家共识 [J]．世界中医药，2023，18（07）：895-900＋10.

[24] Kwak D K，Bang S H，Kim W H，et al. Biomechanics of subtrochanteric fracture fixation using short cephalomedullary nails：A finite element analysis [J]．PloS one，2021，16（7）：e0253862.

[25] 刘欢，田鹏，康宇翔，等. 三种手术方法治疗老年性股骨颈及股骨粗隆间骨折的临床效果比较 [J]．中国中西医结合外科杂志，2022，28（06）：795-798.

[26] 鞠林林. 2010 年至 2011 年中国东部与西部地区成人股骨远端骨折的流行病学对比分析 [D]，中华创伤骨科杂志，2017（05）：417-422.

[27] Fleischhacker E，Siebenbürger G，Gleich J，et al. The Accuracy of Distal Clavicle Fracture Classifications-Do We Need an Amendment to Imaging Modalities or Fracture Typing? [J]．Journal of Clinical Medicine，2022，11（19）：5638.

[28] Marongiu G，Leinardi L，Congia S，et al. Reliability and reproducibility of the new AO/OTA 2018 classification system for proximal humeral fractures：a comparison of three different classification systems [J]．J Orthop Traumatol.，2020，21（1）：4.

[29] 吴晓明，查孝龙，张蕾. 重视老年性肱骨近端骨折个体化治疗 [J]．中国骨与关节杂志，2023，12（08）：561-565.

[30] 王小苋，唐晓俞，冯剑，等. "门轴法"有限切开复位锁定钢板内固定治疗肱骨近端二、三部分骨折 [J]．中国修复重建外科杂志，2021，35（07）：818-822.

[31] Aaron D，Shatsky J，Paredes J C，et al. Proximal humeral fractures：internal fixation [J]．Instructional Course Lectures，2013，62：143-154.

［32］Gracitelli M E，Malavolta E A，Assunção J H，Et al. Locking intramedullary nails compared with locking plates for two- and three-part proximal humeral surgical neck fractures：a randomized controlled trial［J］. Journal of Shoulder and Elbow Surgery，2016，25（5）：695-703.

［33］Chen W M，Zhang X J，Wang W J，et al.［Height control in shoulder hemiarthroplasty for treatment of proximal humerus fractures］［J］. Zhongguo Gu Shang，2022，35（10）：1000-1003.

［34］Reuther F，Petermann M，Stangl R. Reverse Shoulder Arthroplasty in Acute Fractures of the Proximal Humerus：Does Tuberosity Healing Improve Clinical Outcomes？［J］. Journal of Orthopaedic Trauma，2019，33（2）：e46-e51.

［35］Wendt K W，Jaeger M，Verbruggen J，et al. ESTES recommendations on proximal humerus fractures in the elderly［J］. Eur J Trauma Emerg Surg，2021，47（2）：381-395.

［36］王宗南，李业成，张巍 . 髓内钉固定治疗桡骨远端骨折的疗效［J］. 临床骨科杂志，2022，25（06）：846-849.

［37］Arora R，Lutz M，Deml C，et al. A prospective randomized trial comparing nonoperative treatment with volar locking plate fixation for displaced and unstable distal radial fractures in patients sixty-five years of age and older［J］. J Bone Joint Surg Am，2011，93（23）：2146-2153.

［38］胡海洋，巨积辉，金光哲，等 . 低切迹锁定钢板内固定治疗桡骨极远端骨折的疗效［J］. 临床骨科杂志，2021，24（04）：558-561.

［39］董莹莹，李欣宇，高政南 . 绝经后女性原发性高血压与骨密度的相关性［J］. 中华高血压杂志，2021，29（02）：164-168.

［40］王志敏，张颖辉，闫昱杉，等 . 郑州中老年居民冠心病与骨质疏松性骨折的相关性［J］. 中华骨质疏松和骨矿盐疾病杂志，2021，14（1）：7.

5

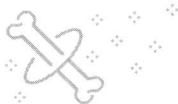

老年性骨质疏松症联合老年骨性关节炎的综合社区管理

5.1 骨性关节炎患者和老年性骨质疏松症的关系

骨质疏松症和骨性关节炎是老年人群中极为常见的两种骨骼系统疾病。它们虽然在病理机制、临床表现和治疗策略上各有其独特之处，但两者之间的关系却极为复杂，存在着许多相互关联和相互影响的因素。骨质疏松症主要表现为骨密度降低、骨骼结构变得脆弱、容易发生骨折，而骨性关节炎则主要表现为关节软骨的退化和关节炎症，导致关节疼痛、僵硬和活动受限。尽管这两种疾病在表现形式上有所不同，但它们在老年人群中的共存率却相当高，这可能与老年人群普遍存在的骨骼退化和代谢变化有关。

5.1.1 骨质疏松症的病理基础及影响因素

骨质疏松症是一种由多种因素引起的全身性骨病，其主要特征是骨密度和骨质量的显著下降，骨微结构遭到破坏，导致骨骼变得脆弱，容易发生骨折。这种病理状态的形成，主要涉及以下几个方面：①骨量减少是骨质疏松症的核心病理特征，患者的骨小梁变得细小、薄弱，甚至断裂，从而导致整体骨密度的降低。②骨微结构的破坏也是骨质疏松症的重要病理基础，患者的骨小梁数量减少，连接性减弱，孔隙度增加，这些变化显著降低了骨骼的力学性能，使得骨骼更容易发生断裂。③骨脆性的增加是骨质疏松症的直接后果，由于骨量减少和骨微结构的破坏，患者的骨骼变得异常脆弱，轻微的外力作用就可能导致骨折的发生。

骨质疏松症的影响因素众多，这些因素共同作用，增加了骨质疏松症发生的风险。①年龄是一个重要的影响因素。随着年龄的增长，人体的骨骼代谢活动逐渐减缓，骨形成的速度降低，而骨吸收的速度增加，导致骨量逐渐减少。②性别差异也显著影响骨质疏松症的发生率，女性在绝经后由于雌激素水平的下降，骨吸收过程加速，骨形成减少，因此女性比男性更容易患上骨质疏松症。③遗传因素也是不可忽视的影响因素，骨质疏松具有一定的家族聚集性，遗传因素在骨质疏松症的发生中扮演着重要角色。④生活习惯对骨质疏松症的影响也不容小觑，缺乏运动、营养不良、长期吸烟和过度饮酒等不良生活习惯都会显著增加骨质疏松症的风险。⑤某些慢性疾病和药物也会影响骨代谢，例如甲状旁腺功能亢进症、糖尿病等慢性疾病，以及糖皮质激素等药物的使用，都可能导致骨质疏松症的发生。

5.1.2 骨性关节炎的病理基础及影响因素

骨性关节炎是一种以关节软骨退化为特征的关节疾病，其病理基础主要包括以下几个方面。①关节软骨退化是骨性关节炎的主要病理特征，患者的关节软骨逐渐变薄、磨损，甚至出现剥脱和溃疡，这些变化严重影响了关节的功能。②关节边缘和软骨下骨的反应性增生也是骨性关节炎的重要病理特征。关节软骨退化后，关节边缘和软骨下骨会出现反应性增生，形成骨赘（骨刺），这些骨赘不仅限制了关节的活动范围，还可能加剧关节的疼痛和不适。③滑膜炎症也是骨性关节炎的一个重要病理特征，患者的滑膜常出现炎症反应，分泌大量的炎性介质，这些炎性介质会进一步加重关节的疼痛和肿胀，影响患者的日常生活。

骨性关节炎的影响因素也较为复杂，主要包括：①年龄是影响骨性关节炎发生的重要因素。随着年龄的增长，关节软骨的磨损和退化逐渐加重，骨性关节炎的发生率也随之增加。②性别差异也影响骨性关节炎的发生率，女性骨性关节炎的发生率略高于男性，这可能与女性激素水平的变化有关。③肥胖是另一个重要的影响因素。肥胖会增加关节的负荷，加速关节软骨的磨损和退化，是骨性关节炎的重要危险因素。④创伤也是影响骨关节炎发生的一个重要因素。关节外伤可能导致关节软骨和周围组织的损伤，增加骨性关节炎的风险。⑤遗传因素也不容忽视。骨关节炎具有一定的遗传倾向，家族史是骨性关节炎的重要危险因素之一。

5.2 骨性关节炎和老年性骨质疏松症的社区化管理和诊疗

5.2.1 社区卫生服务中心对骨性关节炎及骨质疏松症的诊断和筛查

5.2.1.1 如何诊断

骨性关节炎（Osteoarthritis，OA）和骨质疏松症（Osteoporosis，OP）是老年人群中极为常见的两种骨骼疾病，它们不仅对患者的身体健康造成了严重影响，还显著降低了患者的生活质量。随着人口老龄化的加剧，这两种疾病的发病率也在逐年上升，因此，对它们的早期诊断、筛查和管理变得尤为重要。社区卫生服务中心作为基层医疗体系的重要组成部分，在这一过程中扮演着至关重要的角色。

对于骨性关节炎和老年性骨质疏松症的早期诊断，需要依赖一系列综合性的评估手段。首先，医生会进行详尽的病史采集，了解患者的家族史、生活习惯、既往病史等，这些信息对于疾病的早期发现至关重要。其次，细致的体格检查是不可或缺的，医生会通过触诊、活动度测试等方式，评估关节的状况和骨密度的变化。此外，精确的骨密度测定是诊断骨质疏松症的关键步骤，通过双能X射线吸收法（DXA）等技术，可以准确测量骨密度，评估骨折风险。先进的影像学检查，如X射线、MRI和CT扫描，可以帮助医生观察关节和骨骼的内部结构，发现早期病变。必要时，医生还会进行生化检查，如血钙、血磷、骨代谢标志物等指标的测定，以评估患者的代谢状况和疾病进展。

这些评估步骤相互补充，共同为医生提供了全面而准确的信息，以明确判断患者是否存在继发性改变，并制定相应的治疗策略。对于骨性关节炎，治疗策略可能包括药物治疗、物理治疗、生活方式的调整以及在必要时进行手术干预。而对于老年性骨质疏松症，除了药物治疗和生活方式的调整外，还特别强调预防跌倒和骨折的重要性。社区卫生服务中心通过提供个性化的健康教育、定期随访和疾病管理服务，帮助患者更好地控制疾病，提高生活质量。

总之，社区卫生服务中心在骨性关节炎和老年性骨质疏松症的早期诊断、筛查和管理中发挥着不可替代的作用，通过综合性的评估手段和个性化的治疗策略，为老年人群提供了全面的健康保障。

（1）骨性关节炎（OA）的诊断

① 病史采集：病史采集是OA诊断的第一步，也是极为关键的一环。医生需要详细了解患者的年龄、性别、职业背景、既往病史（特别是关节损伤、感染或手术史）、家族史等信息，这些信息有助于评估患者患OA的风险。特别重要的是，要仔细询问患者关节疼痛、肿胀、功能障碍等症状的具体出现时间、持续时间、加重及缓解因素，以及这些症状对患者日常生活的影响程度。此外，了解患者是否有晨僵现象、关节活动时的摩擦音或疼痛加重等细节，对于初步判断骨性关节炎的类型和严重程度同样重要。

② 体格检查：体格检查是确诊骨性关节炎不可或缺的一部分，通过直观的观察和触诊，医生可以评估患者的关节活动度，是否存在压痛、肿胀、畸形等体征。关节活动度的检查可以帮助判断关节功能受限的程度，而压痛点的定位则有

老年性骨质疏松症的综合治疗（配视频讲解）

助于确定炎症或损伤的具体部位。晨僵现象的存在及其持续时间，以及关节活动时特有的摩擦音（如膝关节的"咔嚓"声），都是骨性关节炎诊断中的重要线索。

③ 影像学检查：影像学检查在 OA 的诊断中占据核心地位，主要包括 X 线、CT 和 MRI 三种方法。X 线检查因其操作简便、成本较低，成为首选的影像学检查手段，它能够清晰地显示关节间隙狭窄、软骨下骨硬化、囊性变、关节边缘骨赘形成等骨性关节炎的典型改变。Kellgren-Lawrence 分级标准是一种广泛应用的骨性关节炎严重程度评估体系，它将骨性关节炎分为 0～4 级，根据 X 线表现的不同特征进行分级，有助于指导治疗方案的制定。CT 检查较 X 线更为精细，能够提供更详细的骨骼结构信息，特别是对于那些 X 线难以清晰显示的部位，如髋关节、肩关节等，CT 检查具有更高的诊断价值。MRI 则在评估软组织损伤、关节内积液、软骨病变等方面具有独特优势，能够更准确地反映骨性关节炎的早期改变。

④生化检查：尽管生化检查在骨性关节炎的直接诊断中作用有限，但在鉴别诊断时却具有重要意义。例如，通过检测血液中的炎症标志物（如 C 反应蛋白、红细胞沉降率等）可以辅助判断关节疼痛是否由炎症引起；关节液的分析有助于区分骨性关节炎与其他类型的关节炎，如感染性关节炎。此外，对于疑似存在继发性骨性关节炎的患者，如糖尿病、代谢综合征患者，相关的生化指标检测也是必不可少的。

（2）老年性骨质疏松症（OP）的诊断

① 病史采集：骨质疏松症的诊断同样始于详细的病史采集。医生需关注患者的年龄、性别、饮食习惯（特别是钙和维生素 D 的摄入情况）、运动习惯、既往骨折史（尤其是低能量骨折，如轻微跌倒后发生的骨折）等。绝经后女性由于雌激素水平下降，是骨质疏松症的高危人群，这一信息对于风险评估至关重要。

② 体格检查：体格检查中，医生应重点关注患者的身高变化（是否有身高缩短，提示脊柱压缩性骨折的可能）、体重、脊柱弯曲度（驼背）、四肢骨骼情况（如手腕、髋部是否有骨折迹象）等。压痛和骨折体征的检查对于评估骨质疏松的严重程度和并发症具有重要意义。

③ 骨密度测定：骨密度测定是诊断骨质疏松症的金标准，它能够直接反映骨骼的矿物质含量，从而评估骨质疏松的程度。目前，最常用的骨密度测定方法包括双能 X 射线吸收法（DXA）、定量 CT（QCT）和定量超声（QUS）。DXA因其准确度高、操作简便，成为临床首选，它能够测量腰椎、股骨颈和全髋三个关键部位的骨密度，结果通常以 T 值和 Z 值表示，$T \leqslant -2.5SD$ 被认为是诊断骨质疏松症的标准。QCT 相较于 DXA，能够更精确地测量骨小梁的骨密度，尤其在评估脊柱骨质疏松时具有优势。而 QUS 则是一种无创、便携的检测方法，主要用于筛查和初步评估，但其精确度相对较低。

④ 生化检查：生化检查在骨质疏松症的诊断和病情监测中扮演着重要角色。通过检测血钙、磷、碱性磷酸酶等骨代谢相关指标，可以了解骨骼的代谢状态。甲状旁腺激素（PTH）的检测对于排除继发性骨质疏松症（如甲状旁腺功能亢进引起的骨质疏松症）具有重要意义。此外，维生素 D 水平的测定也是评估骨质疏松症风险和治疗反应的关键指标。

（3）鉴别诊断

在确诊骨性关节炎和骨质疏松症的过程中，鉴别诊断是不可或缺的一步。由于这两种疾病的症状可能与多种其他疾病重叠，因此必须排除其他可能引起类似症状的疾病，以确保诊断的准确性。

对于骨性关节炎，需要鉴别的疾病包括风湿免疫系统疾病，如类风湿关节炎、银屑病性关节炎、痛风性关节炎等，这些疾病通常伴有特定的血清学标志物和关节外表现；内分泌系统疾病，如甲状旁腺功能亢进症、性腺疾病、肾上腺疾病和甲状腺疾病等，也可能导致关节病变，需通过相应的生化检查进行鉴别。此外，神经肌肉系统疾病，多种先天和获得性代谢性、遗传性骨病，以及多发性骨髓瘤等恶性疾病，均可能引起关节疼痛和功能障碍，需仔细鉴别。

对于骨质疏松症，鉴别诊断的重点在于排除继发性骨质疏松症的原因，如长期使用糖皮质激素、抗癫痫药物等影响骨代谢的药物，以及甲状腺功能亢进症、糖尿病、慢性肾功能不全等疾病导致的骨质疏松。同时，还需注意与骨软化症、成骨不全等疾病的鉴别，这些疾病虽同属骨骼疾病，但发病机制和治疗策略截然不同。

综上所述，骨性关节炎和骨质疏松症的诊断是一个复杂而细致的过程，需要综合运用多种检查手段，结合患者的病史、临床表现和实验室检查结果，进行综合分析。社区卫生服务中心作为老年人健康管理的第一道防线，应不断提升自身的诊疗能力，加强对这两种疾病的早期筛查和干预，以减轻患者的痛苦，提高他们的生活质量。

5.2.1.2 社区卫生服务中心如何开展膝骨关节炎及骨质疏松症高危人群筛查

社区卫生服务中心在膝骨关节炎和骨质疏松症高危人群的筛查工作中扮演着至关重要的角色，这不仅是预防疾病、实现早期干预的关键步骤，也是提升社区居民健康水平、减轻医疗负担的重要举措。通过综合运用问卷调查、体格检查、影像学检查、骨密度测定等多种筛查手段，社区卫生服务中心能够有效地识别出潜在的患者群体，为他们提供及时且个性化的预防和治疗方案，从而有效控制疾病的发展，提高患者的生活质量。

（1）问卷调查

问卷调查作为筛查工作的第一步，其重要性不言而喻。为了更准确地识别膝骨关节炎和骨质疏松症的高危人群，社区卫生服务中心可以采用专门为中国人群设计的膝骨关节炎可视化自评表和骨质疏松症风险自评表。这些自评表结合了国内外最新的研究成果和临床经验，旨在通过简单、易懂的问题，快速筛选出可能存在风险的人群。对于膝骨关节炎的筛查，自评表涵盖了关节疼痛、肿胀、活动受限等多个维度，总分超过42分，且女性年龄超过40岁或男性年龄超过45岁，症状持续时间超过1个月者，被视为膝骨关节炎的高危人群。这样的评分标准既考虑了年龄、性别等生物学因素，也兼顾了症状的严重性和持续性，提高了筛查的准确性和针对性。而对于骨质疏松症的筛查，自评表则更加注重个体的生活习惯、疾病史、家族史等信息。只要自评表中有一项回答为"是"，如绝经后女性、长期缺乏运动、有骨折史等，该个体即被视为骨质疏松症的高危人群。这种筛查方式简单快捷，能够迅速锁定目标人群，为后续的检查和干预打下基础。

（2）体格检查

体格检查是筛查工作的重要环节，它能够直观地反映患者的身体状况，为医生提供宝贵的诊断依据。对于膝骨关节炎的筛查，医生会重点检查患者的膝关节活动度、压痛、肿胀、畸形等体征，特别是晨僵和关节摩擦音等典型症状。这些体征的出现往往意味着关节结构的改变和炎症的存在，是诊断膝骨关节炎的重要依据。而对于骨质疏松症的筛查，体格检查则更加注重身高、体重、脊柱弯曲度、四肢骨骼情况等整体状况。医生会仔细观察患者是否有压痛、骨折体征等骨质疏松症的典型表现，同时还会评估患者的肌肉力量、平衡能力等，以全面了解患者的骨骼健康状况。

（3）影像学检查

影像学检查是筛查工作中不可或缺的一部分，它能够深入探究关节结构和骨密度情况，为医生提供更为精确的诊断信息。对于筛查出的膝骨关节炎高危人群，推荐进行膝关节正侧位加髌骨轴位 X 线评估。X 线检查能够清晰地显示关节间隙狭窄、软骨下骨硬化、囊性变、关节边缘骨赘形成等膝骨关节炎的典型改变，有助于医生准确判断疾病的严重程度和进展阶段。同时，影像学检查也是评估骨质疏松症的重要手段。虽然 X 线检查在骨质疏松症的诊断中不如骨密度测定准确，但它能够显示骨质疏松等骨结构改变，为医生提供辅助诊断信息。此外，CT、MRI 等高级影像学检查技术也能够在特定情况下为医生提供更多有用的信息。

（4）骨密度检查

骨密度测定是诊断骨质疏松症的金标准，它能够直接反映骨骼的矿物质含量和骨质疏松程度。社区卫生服务中心可以引进双能 X 射线骨密度仪等先进设备，为居民提供便捷的骨密度检查服务。这种设备操作简便、准确度高，能够测量腰椎、股骨颈等多个关键部位的骨密度，结果以 T 值和 Z 值表示。T 值是骨密度检测的核心指标，以标准差单位表示被测者骨密度与健康年轻成年人平均值的偏离程度。其计算方式为被测者骨密度减去参考人群峰值骨量平均值，再除以参考人群标准差。而 Z 值是将检查所得到的骨密度与同年龄、同性别、同种族的正常人群的骨密度作比较，以得出的标准差数。Z 值考虑了年龄、性别和种族等因素对骨密度的影响。通过骨密度测定，医生能够准确评估患者的骨质疏松程度，为制定个性化的治疗方案提供依据。

（5）综合评估

综合评估是将问卷调查、体格检查、影像学检查和骨密度测定的结果结合起来，对高危人群进行全面、深入分析。通过综合评估，医生能够更准确地了解患者的身体状况、疾病风险和潜在问题，从而制定个性化的预防和治疗方案。对于膝骨关节炎和骨质疏松症的高危人群，医生会根据患者的具体情况，推荐调整生活方式、药物治疗、物理治疗、康复治疗等不同的干预措施。例如，对于膝骨关节炎患者，医生会建议患者减少关节负重、加强肌肉锻炼、控制体重等；对于骨质疏松症患者，则会推荐增加钙和维生素 D 的摄入、进行适量的有氧运动、避免跌倒等。同时，医生还会根据患者的病情变化，及时调整治疗方案，确保治疗的有效性和安全性。

近年来，多地社区卫生服务中心已经启动了针对膝骨关节炎及骨质疏松症的社区筛查项目，并取得了显著的成效。例如，上海的 11 家社区卫生服务中心启动了女性骨质疏松症基层社区筛查及义诊项目。通过筛查和义诊、疾病教育、医生培训、经验分享等一系列活动，不仅提高了社区居民对骨质疏松症的认识和重视程度，还促进了基层医疗资源的优化和水平的提升。又如江浦路社区卫生服务中心开展的"骨质疏松症基层规范化诊疗"项目，该项目通过引进双能 X 射线骨密度仪等先进设备，为居民提供便捷的骨密度检查服务，并开展规范化的诊疗和预防随访管理。这种规范化的诊疗模式不仅提高了诊断的准确性和治疗的有效性，还增强了患者对医生的信任和依赖，为社区卫生服务中心的持续发展奠定了坚实的基础。

综上所述，社区卫生服务中心通过开展针对膝骨关节炎和骨质疏松症高危人群的筛查工作，不仅能够有效地识别出潜在的患者群体，为他们提供及时且个性化的预防和治疗方案；还能够提高社区居民对这两种疾病的认识和重视程度，推动基层医疗资源的优化和水平的提升。通过这些筛查和干预措施的实施，社区卫生服务中心将能够更好地保障社区居民的健康权益，提高他们的生活质量。

5.2.2　膝骨关节炎及骨质疏松症在社区卫生服务中心的治疗

5.2.2.1　治疗目标

膝骨关节炎与骨质疏松症作为影响中老年人生活质量的常见慢性疾病，其在社区卫生服务中心的治疗目标旨在通过一系列综合措施，全面管理疾病，提升患者的生活质量。具体而言，这些目标涵盖了预防和减缓骨质丢失、提高生活质量、增强患者自我管理能力、减少并发症的发生以及促进患者康复等多个方面。

① 预防和减缓骨质丢失。

② 提高生活质量。

③ 增强患者自我管理能力。

④ 减少并发症的发生：膝骨关节炎和骨质疏松症都可能引发一系列并发症，如关节畸形、骨折等。因此，治疗目标之一就是通过综合治疗措施，减少这些并发症的发生。

⑤ 促进患者康复：对于已经发生膝骨关节炎和骨质疏松症的患者，促进康复是治疗的重要目标。

5.2.2.2　基础治疗

基础治疗是膝骨关节炎及骨质疏松症治疗的重要组成部分，它贯穿于健康人-患者-恢复健康人的整个过程。基础治疗不仅能够增强患者对疾病的认识，提升自我管理能力，还能减轻疼痛、改善和维持关节功能，延缓疾病进展。

（1）健康教育

健康教育是基础治疗的首要环节，也是预防膝骨关节炎和骨质疏松症的重要手段。社区卫生服务中心应定期举办健康讲座，邀请专家为患者讲解膝骨关节炎和骨质疏松症的相关知识，包括疾病的发病原因、临床表现、预防措施等。同

时，还可以制作宣传资料，如宣传册、海报等，向居民普及疾病知识。通过这些措施，可以提高居民对疾病的认识，增强他们的自我保健意识。在健康教育过程中，医生还应与患者建立长期的医患关系。医生应详细了解患者的病史和家庭情况，为患者提供个性化的医疗建议和护理指导。这样，患者就能更好地了解自己的病情，积极配合医生的治疗建议，从而更有效地管理疾病。

（2）生活指导

生活指导是预防膝骨关节炎和骨质疏松症的重要手段，也是基础治疗的重要组成部分。

①膝骨关节炎患者：a.医生应建议患者避免进行对关节造成过大负荷的运动，如长途疲劳奔走、爬山、上下高层楼梯等。这些运动会增加关节的负担，加速关节的磨损。b.同时，肥胖患者应减轻体重，以减小关节负担。医生可以为患者制订科学的饮食计划，帮助患者控制体重。

②骨质疏松症患者：a.医生应建议患者增加钙和维生素D的摄入。钙是骨骼的主要成分，而维生素D有助于钙的吸收和利用。因此，患者应多吃富含钙和维生素D的食物，如牛奶、豆制品、鱼类等。b.同时，保持充足的日照也是预防骨质疏松症的重要措施。因为日照可以促进皮肤合成维生素D，有助于钙的吸收。c.此外，医生还应指导患者进行适量的有氧运动，如散步、慢跑、游泳等。这些运动可以刺激骨骼生长，增加骨密度。

（3）科学锻炼

科学锻炼对于膝骨关节炎和骨质疏松症的治疗至关重要。

①膝骨关节炎患者：a.适量的有氧运动可以保持关节功能，减轻疼痛。医生可以为患者制订科学的锻炼计划，包括运动类型、运动强度、运动时间等。b.同时，患者还可以进行适度的太极拳、八段锦等传统功法锻炼。这些功法注重呼吸与动作的协调，能够增强肌肉力量、改善关节灵活性。c.患者应注意避免一些蹲起等关节负荷较大的动作，以免加重关节磨损。

②骨质疏松症患者：a.适量的负重运动可以刺激骨骼生长，增加骨密度。医

生可以为患者推荐合适的负重运动，如散步、慢跑、举重等。b.同时，平衡训练也是预防跌倒和骨质疏松性骨折的重要手段。医生可以为患者设计平衡训练计划，如单脚站立、走平衡木等。这些训练可以提高患者的平衡能力，降低跌倒的风险。

（4）中医和物理治疗

① 中医治疗：包括按摩、热疗、水疗、针灸、推拿等手段。按摩和热疗可以舒缓肌肉紧张、缓解疼痛；水疗则可以利用水的浮力减轻关节负担；针灸和推拿则可以调节气血、疏通经络。这些治疗方法应在专业有资质人员的指导下进行，以确保安全和有效性。

② 物理治疗：包括电疗、超声波治疗、磁疗等。电疗可以通过电流刺激肌肉和神经，缓解疼痛、促进炎症消散；超声波治疗则可以利用超声波的振动效应，改善局部血液循环、促进组织修复；磁疗则可以利用磁场的作用，缓解疼痛、促进炎症消散。这些物理治疗方法也应在专业人员的指导下进行，以确保治疗效果和患者的安全。

5.2.2.3 药物治疗

药物治疗作为治疗膝骨关节炎及骨质疏松症的重要手段，其选择和应用需严格遵循医生的专业指导，以确保治疗的安全性和有效性。根据病情的严重程度、患者的耐受情况以及个体差异，药物治疗方案应个性化定制，旨在减轻疼痛、控制炎症反应、改善关节功能，并增加骨密度，预防骨折。

（1）局部外用药物

对于早期的膝骨关节炎患者，尤其是高龄患者或患有多种基础疾病的患者，局部外用药物往往是首选的治疗方式。这类药物能够直接作用于病变部位，通过渗透皮肤，达到减轻疼痛、缓解炎症的效果。常用的外用药物包括氟比洛芬凝胶贴膏、中药膏剂等。

① 氟比洛芬凝胶贴膏：一种非甾体抗炎药（NSAIDs）的外用制剂，其通过抑制炎症介质的合成和释放，减轻关节局部的炎症反应，从而缓解疼痛。这种药

物使用方便，贴敷于患处即可，且副作用相对较小，适合长期使用。然而，需要注意的是，如果患者的皮肤存在伤口、皮疹等不良状况时，应慎用外用药物，以免加重皮肤损伤或引发过敏反应。

② 中药膏剂：是根据中医理论，选用具有活血化瘀、祛风止痛等功效的中草药制成的外用药物。这类药物通过皮肤吸收，能够改善局部血液循环，缓解肌肉紧张，减轻疼痛。然而，中药膏剂的使用也需遵循医生指导，避免盲目使用或滥用。在使用外用药物时，患者应注意观察皮肤的反应。一旦出现红肿、瘙痒等过敏反应，应立即停止使用，并及时咨询医生。同时，患者还应保持患处皮肤的清洁和干燥，避免药物残留或感染。

（2）口服药物

口服药物是治疗膝骨关节炎和骨质疏松症的常用方法，其通过胃肠道吸收，进入血液循环，作用于全身或特定部位，达到治疗效果。

① 对于膝骨关节炎患者，医生可能会推荐口服非甾体抗炎药（NSAIDs）来缓解疼痛、改善关节功能。NSAIDs 类药物是治疗膝骨关节炎最常用的药物之一，其作用机制是通过抑制环氧化酶的活性，减少炎症介质的合成和释放，从而减轻疼痛。然而，长期使用 NSAIDs 类药物可能会引发胃肠道不适、肝肾功能损害等副作用。因此，在使用时，患者应遵循医生指导，控制用药剂量和频率，避免滥用或过量使用。

除了 NSAIDs 类药物外，医生还可能会推荐口服软骨保护剂等药物来改善关节功能。软骨保护剂能够促进软骨细胞的增殖和分化，增加软骨基质的合成和分泌，从而延缓软骨退变的过程。这类药物通常需要长期使用才能显示效果，因此患者应保持耐心和信心，坚持用药。

② 对于骨质疏松症患者，医生可能会推荐口服钙剂、维生素 D 等基础治疗药物来增加骨密度、预防骨折。钙是骨骼的主要成分之一，而维生素 D 则有助于钙的吸收和利用。通过补充钙剂和维生素 D，可以提高骨密度，降低骨折的风险。然而，需要注意的是，过量补充钙剂和维生素 D 也可能会引发副作用，如高钙血症、肾结石等。因此，在使用时，患者应遵循医生的指导，合理控制用药剂量。

对于症状严重的膝骨关节炎和骨质疏松症患者，医生还可能会开具骨吸收抑制剂、骨形成促进剂等药物来进一步控制病情。骨吸收抑制剂能够抑制破骨细胞的活性，减少骨吸收的过程；而骨形成促进剂则能够刺激成骨细胞的活性，增加骨形成的过程。这些药物的使用需要严格遵循医生指导，避免滥用或过量使用。

（3）关节腔内注射药物

对于膝骨关节炎患者，在必要情况下，医生可能会推荐进行关节腔内药物注射治疗。这种方法能够直接将药物注入关节腔内，作用于病变部位，减轻疼痛、改善关节功能。常用的注射药物包括玻璃酸钠、局部麻醉药和激素类药物等。

① 玻璃酸钠：一种关节滑液的主要成分，具有润滑关节、减轻摩擦的作用。通过注射玻璃酸钠，可以增加关节滑液的量，改善关节的润滑功能，从而减轻疼痛。然而，需要注意的是，注射玻璃酸钠后可能会出现局部疼痛、肿胀等不良反应。因此，在注射前，医生应对患者进行充分评估，确保注射的安全性和有效性。

② 局部麻醉药和激素类药物：可以通过抑制炎症反应、减轻疼痛的作用，改善关节功能。然而，这些药物的使用需要严格遵循医生指导，避免滥用或过量使用。特别是激素类药物，长期使用可能会引发骨质疏松、免疫力下降等副作用。因此，在使用时，患者应权衡利弊，谨慎选择。在进行关节腔内注射治疗时，患者应注意保持关节的清洁和干燥，避免感染。同时，注射后应适当休息，避免剧烈运动或过度劳累，以免影响治疗效果。

（4）中药治疗

中药治疗在膝骨关节炎和骨质疏松症的治疗中也发挥着重要作用。中药具有多途径、多靶点的作用特点，能够通过调节机体的内环境，减轻疼痛、缓解炎症、改善关节功能。常用的中药包括复方杜仲健骨颗粒、仙灵骨葆胶囊、壮骨关节胶囊等。这些药物具有吸收快、起效快的特点，且副作用相对较小。然而，中药治疗也需要在专业中医师的指导下进行，以确保安全和有效性。中医师会根据患者的具体病情和体质情况，制定个性化的治疗方案，选择合适的中药进行治疗。

在采用中药进行治疗的过程中，患者需要密切关注自己身体的任何变化和反应。如果在用药期间身体有任何不适，或者出现了过敏等不良反应，患者应立刻停止服用中药，并且尽快联系医生进行咨询，以便得到专业的医疗建议。此外，患者还应该培养并维持健康的生活方式和饮食习惯，避免过度的体力劳动和情绪上的大起大落，这些都有助于疾病的恢复和身体的整体健康。

综上所述，药物治疗在治疗膝骨关节炎和骨质疏松症方面扮演着至关重要的角色。通过科学合理地选择和使用药物，可以显著减轻患者的疼痛感，有效控制炎症反应，改善关节的功能状态，并且提高骨密度，从而降低骨折的风险。然而，药物治疗必须在医生的专业指导和监督下进行，以防止药物的滥用或不当使用，确保治疗的安全性和有效性。同时，患者还应该保持积极乐观的心态，与医生保持良好的沟通，遵循医生的治疗方案和建议，这样才能够更好地配合治疗，共同促进疾病的康复和身体健康的恢复。

5.2.2.4 膝骨关节炎和骨质疏松症的综合治疗

膝骨关节炎和骨质疏松症是影响中老年人群生活质量的两大常见骨骼疾病。随着医学研究的深入和治疗方法的不断进步，治疗策略已经从单一的治疗手段逐步演变为一种多维度、全方位的综合治疗方法。这种综合治疗方法不仅关注疾病的直接治疗，更重视患者生活质量的全面提升，力求通过基础治疗、药物治疗、物理治疗、康复治疗等多种治疗手段的有机结合，为患者量身定制一个既科学又个性化的治疗方案。

在这一综合治疗框架下，每一个治疗环节都紧密相连、相互支撑，共同构成了一个完整的治疗体系。①基础治疗：包括生活方式的调整，如合理膳食、适量运动和戒烟限酒等，旨在改善患者的整体健康状况。②药物治疗：通过使用抗炎镇痛药物、抗骨质疏松症药物等，缓解症状，控制病情发展。③物理治疗：通过热疗、冷疗、电疗等手段，减轻疼痛，改善关节功能。④康复治疗：侧重于通过专业的康复训练和辅助设备，帮助患者恢复或提高日常生活能力。这种综合治疗方法的实施，不仅需要医生的专业指导，还需要患者的积极参与和配合。通过这种全方位的治疗，可以有效缓解疼痛，改善关节功能，预防骨折的发生，从而提高患者的生活质量。同时，这种综合治疗方法还注重患者的心理健康，通过心理疏导和健康教育，帮助患者建立积极的生活态度，增强战胜疾病的信心。

（1）个体化治疗

个体化治疗在治疗膝骨关节炎和骨质疏松症方面扮演着至关重要的角色，是综合治疗的核心原则。这种治疗方式强调根据患者的具体病情、身体状况、治疗耐受度以及个人偏好进行全面而细致的评估。每位患者的病情都是独特的，这就要求治疗方案必须根据患者的具体情况进行个性化定制。在制订治疗计划时，医生需要综合考虑患者的年龄、性别、体重、基础疾病、过敏史等众多因素，同时也要充分了解患者对治疗的期望和偏好，以便选择最适合患者的药物、调整药物剂量、制订个性化的锻炼计划和饮食建议。

在药物治疗方面，个体化治疗显得尤为重要。对于膝骨关节炎患者来说，非甾体抗炎药（NSAIDs）通常是用来缓解疼痛和炎症的首选药物。然而，对于那些有胃肠道疾病史的患者，医生可能会选择对胃肠道副作用较小的药物，例如选择性 COX-2 抑制剂，以减少潜在的不良反应。而对于骨质疏松症患者，钙剂和维生素 D 是基础治疗药物，但补充剂量需要根据患者的血钙水平、维生素 D 水平以及肾功能等因素进行个性化调整。此外，对于症状较为严重的患者，医生还可能会考虑使用骨吸收抑制剂或骨形成促进剂，但这类药物的使用必须严格遵循医嘱，以避免可能的副作用。

除了药物治疗之外，个体化治疗还包括物理治疗、康复治疗等非药物治疗手段。物理治疗，如热敷、冷敷、超声波等，可以通过物理效应来缓解疼痛和炎症。康复治疗则更加注重患者的功能恢复，包括关节活动度训练、肌肉力量训练、平衡训练等。这些治疗手段都需要根据患者的具体情况进行个性化定制，以确保达到最佳的治疗效果。

通过这种综合性的个体化治疗方案，可以更好地满足每位患者的需求，提高治疗的有效性，同时减少不必要的副作用，从而帮助患者更好地管理他们的病情，提高生活质量。

（2）跨学科协作

跨学科协作在膝骨关节炎和骨质疏松症的综合治疗中扮演着至关重要的角色。由于这两种疾病的治疗不仅限于单一学科，而是需要骨科、风湿免疫科、内分泌科、康复医学科等多个学科的共同参与，因此，建立一种有效的跨学科协作机制显得尤为重要。社区卫生服务中心作为医疗服务的前沿阵地，应当积极与上级医院、专科医院以及其他医疗机构建立紧密的合作关系，通过资源共享和优势互补，实现医疗服务的最优化。

这种跨学科的协作模式不仅能够显著提升治疗的专业性和有效性，而且能够为患者提供更为全面的医疗服务。在这一过程中，来自不同学科的医生们需要共同参与患者的诊断和治疗过程，通过集体智慧共同制定出最适合患者的个性化治疗方案。例如，在膝骨关节炎患者的治疗中，骨科医生可能会负责手术治疗，而康复医学科医生则会负责术后康复治疗，确保患者能够尽快恢复关节功能。对于骨质疏松症患者，内分泌科医生可能会负责调整患者的钙磷代谢，预防骨质疏松的进一步发展，而骨科医生则会处理因骨质疏松导致的骨折问题，减轻患者的疼痛并防止骨折的发生。

除了医疗团队内部的协作，社区卫生服务中心还应加强与社区内其他部门的合作，如社区体育部门、社区康复中心等。这些部门可以为患者提供专业的运动指导和康复训练，帮助患者更好地恢复身体功能，提高生活质量。通过与这些部门的合作，可以形成一个覆盖治疗、康复、预防的一体化服务网络，为患者提供全方位的医疗和康复支持。

总之，跨学科协作是提高膝骨关节炎和骨质疏松症治疗效果的关键，它不仅需要医疗团队内部的紧密合作，还需要社区内各个部门的共同参与和支持。通过这种全方位的合作模式，可以为患者提供更加全面、系统、个性化的医疗服务，从而帮助患者更好地应对疾病，恢复健康。

（3）长期随访管理

长期随访管理在治疗膝关节骨关节炎和骨质疏松症这两种慢性疾病中扮演着

至关重要的角色。由于膝骨关节炎和骨质疏松症的病程通常较长，患者需要接受持续的治疗和管理，以控制病情的发展和缓解症状。因此，医生必须定期对患者进行随访检查，这不仅有助于及时掌握患者病情的最新动态，而且能够对治疗效果进行客观评估。在随访过程中，医生需要综合考虑患者的症状变化、体征表现、实验室检查结果以及影像学检查结果等多个方面，以全面了解患者的病情进展和治疗反应。

在随访检查的同时，医生还应积极指导患者进行科学的自我管理和康复锻炼。对于膝骨关节炎患者，医生可以教授患者如何正确进行关节保护和选择适宜的运动方式，以减少关节的过度负荷和潜在损伤。而对于骨质疏松症患者，医生则可以建议患者合理补充钙剂和维生素D，并推荐适当的运动项目，以增强骨骼的强度和韧性。通过这些自我管理和康复锻炼措施，患者不仅能够促进病情的稳定和改善，还能显著提升生活质量。

然而，长期随访管理的成功实施，离不开患者的积极参与和密切配合。患者应定期回访医院进行复诊，并及时向医生反馈病情的变化和治疗效果，以便医生能够根据实际情况及时调整治疗方案。此外，患者还应严格遵守医生的治疗建议，坚持服药，避免自行调整药物剂量或中断治疗。只有当医患双方通力合作，共同遵循治疗计划，才能确保病情得到有效控制，并最大限度地提高患者的生活质量。

在社区卫生服务中心，综合治疗对于膝骨关节炎和骨质疏松症患者尤为重要。社区卫生服务中心作为基层医疗机构，是患者接触医疗服务的首要环节。因此，社区卫生服务中心应建立完善的综合治疗体系，为患者提供全面、系统的治疗服务。首先，社区卫生服务中心应加强医生的专业培训，提高医生对膝骨关节炎和骨质疏松症的认识和诊疗水平。医生应掌握最新的治疗理念和治疗方法，能够根据患者的具体情况制定个性化的治疗方案。同时，医生还应不断学习和更新知识，以适应医学科学的不断发展。其次，社区卫生服务中心应加强与上级医院、专科医院等医疗机构的合作与交流。通过合作与交流，可以引进先进的诊疗技术和治疗方法，提高社区卫生服务中心的治疗水平。同时，还可以实现资源共享和优势互补，为患者提供更全面的医疗服务。最后，社区卫生服务中心还应加强健康教育宣传，提高患者对膝骨关节炎和骨质疏松症的认识和重视程度。通过健康教育宣传，可以引导患者树立正确的健康观念，积极参与治疗和管理。同时，还可以帮助患者了解疾病的预防和康复知识，提高患者的自我保健能力。

综上所述，膝骨关节炎及骨质疏松症在社区卫生服务中心的治疗是一个长期、规范且系统的过程。通过综合治疗措施的实施，可以有效地控制病情的进展，缓解症状，提高患者的生活质量。

参考文献

[1] 魏哲，章振林. 关注骨骼健康——浅谈骨质疏松症的防与治 [J]. 中华医学信息导报，2024，39 (19)：15-15. DOI：10.3760/cma.j.issn.1000-8039.2024.19.131.

[2] 母丹丹，易东春，司福军. 类风湿关节炎骨质疏松患者骨密度变化及影响骨折风险的因素 [J]. 实用医院临床杂志，2020，17 (3)：4. DOI：CNKI：SUN：YYLC.0.2020-03-064.

[3] 孙光华、廖源、彭婷，等. 依降钙素对骨质疏松-骨关节炎大鼠的影响 [J]. 中国矫形外科杂志，2020，28 (18)：5. DOI：CNKI：SUN：ZJXS.0.2020-18-015.

[4] 崔玉石，吴红飞，高云，等. 由"髓减骨枯"与"微骨折"探讨骨质疏松症与膝骨关节炎的共病内涵 [J]. 中国骨质疏松杂志，2024，30 (3)：391-395.

[5] 赵群荣，薛海鹏，陈云刚，等. 基于生物信息学探讨膝骨关节炎与骨质疏松之间的作用机制 [J]. 世界中西医结合杂志，2021，16 (10)：1853-1857. DOI：10.13935/j.cnki.sjzx.211016.

[6] 北京医学会骨科学分会关节外科学组. 老年骨关节炎及骨质疏松症诊断与治疗社区管理专家共识 (2023 版) [J]. 协和医学杂志，2023，14 (03)：484-493.

[7] 王炜，翁习生，刘壮，等.《图示化膝关节炎患者自我评估问卷》的制定 [J]. 协和医学杂志，2016，7 (06)：409-415.

[8] 李阳杰，孙奇峰，邓传超，等. 牛津膝关节评分量表应用于国内东北地区膝骨关节炎的信度和效度分析 [J]. 实用骨科杂志，2019，25 (10)：936-940. DOI：10.13795/j.cnki.sgkz.2019.10.019.

[9] 周其璋，高恒，李大刚. 原发性骨质疏松症患者生存质量量表的制订及评价 [J]. 中国骨质疏松杂志，2013，19 (08)：820-822＋819.

[10] 谭雅琼，罗碧华，戴如春. 中文版骨质疏松认知量表的信效度 [J]. 中华骨质疏松和骨矿盐疾病杂志，2021，14 (03)：244-251.

6

老年性骨质疏松症的
中医诊疗思路

6.1　中医对老年性骨质疏松症的定义

在中医基础理论中，骨质疏松症根据其发病机制和临床症状，一般将其归入"骨痿"，也有归为"骨痹""骨枯"等范畴。

骨痿，亦称肾痿，是由于肾热内盛，或邪热伤肾，阴精耗损，骨枯髓虚所致。症见腰脊酸软，不能伸举，下肢痿弱，不能行动，面色暗黑，牙齿干枯等。《素问·痿论》："肾气热，则腰脊不举，骨枯而髓减，发为骨痿。""有所远行劳倦，逢大热而渴，渴则阳气内伐，内伐则热舍于肾。肾者水脏也，今水不胜火，则骨枯而髓虚，故足不任身，发为骨痿。"此段文字道明了骨痿其病位在骨，以骨髓消耗减少为主。足不任身，则体现了老年骨质疏松症患者行动不利、多卧少行的特点。

在《脾胃论》中，也有对骨痿的描述："骨枯而髓虚，足不任身。"可谓尽得骨痿病之奥妙。

6.2 病因病机

肾虚、气血亏虚、阴阳失衡被认为是导致骨痿的主要原因。这些因素会影响骨髓的生成和骨质的维持，使骨髓受损，进而引发骨骼问题。一般表现为骨脆易折、腰背或四肢关节疼痛、畏寒肢冷或抽筋、下肢无力、夜尿频多、足膝酸软、神疲乏力、面色暗黑、牙齿干枯等一系列症状。

中医治疗骨痿通常会以补肾、养血、调和阴阳、祛湿化瘀等为主要治疗原则，以促进骨髓的生成和骨组织的健康。针对个体体质、病情差异，中医医生应学会进行辨证施治，采用药物、针灸、推拿等方式，帮助患者恢复骨骼健康。

在当前医学界，对于骨痿或者说老年骨质疏松症的治疗多从以下角度进行。

6.2.1 从"治痿独取阳明"角度治疗老年性骨质疏松症

从脾与老年性骨质疏松症的关系来看，脾为后天之本，主运化，主四肢肌肉，负责提供人体生长发育、运动所需的能量，《素问·太阴阳明论》曰："今脾病不能为胃行其津液，四支不得禀水谷气，气日以衰，脉道不利，筋骨肌肉，皆无气以生，故不用焉。"脾胃运化正常，可外养四肢百骸，为气血化生之源；脾胃健运功能失司，则无力运化水谷精微，不能化生气血津液，导致肌肉瘦削，甚者痿废不用。

从脾肾两脏腑的关系来看，《素问·痿论》曰："肾主身之骨髓……骨枯而髓减，发为骨痿。"肾虚是痿证的主要病因，而肾、脾关系密切，脾失健运，水谷运化失常，肾精资生乏源，精亏不能生髓养骨，导致肌肉、骨骼痿软不用。《脾胃论》曰："脾病则下流乘肾，土克水，则骨乏无力，是为骨痿，令人骨髓空虚，足不能履地。"脾土克肾水，脾虚运化失常，波及肾脏，肾主骨，故骨乏无力，进而导致痿证的发生。

从"治痿独取阳明"这个角度治疗老年性骨质疏松症，主要基于以下两点：①重视脾胃在后天筋骨肌肉生长的重要地位，《素问·阳明脉解》云："四支者，诸阳之本也。阳盛则四支实，实则能登高也。"阳明经旺盛则四肢强健，则可登高，阳明虚则四肢疲软。脾居中央，以灌四旁，与胃相表里，是消化、吸收饮食物并输布精微的主要脏器。脾胃二者互为表里，对于水谷精微、气机上下的运化具有重要作用，治疗时要重视补益脾胃，使先天化源充足，达到以后天滋养先天的目的，并使先后天相互充养。②"治痿独取阳明"并非仅局限于调理阳明经，而是强调以脾胃为核心，兼顾其他脏腑的辨证施治。这一理论主张从脾胃入手，重视脾胃在痿证治疗中的关键作用，同时也要关注其他脏腑在疾病发展过程中的影响。例如，在老年性骨质疏松症中，肝脏对血运的调节及气机疏泄的功能失常同样不可忽视。因此，在治疗过程中，除了补益脾胃以充养气血外，还需注重调理肝脏功能。通过补益脾胃，使气血生化有源，从而确保肝血充足，避免因肝血不足或亏虚导致筋脉失于濡养，进而引发筋脉软弱无力，甚至发展为痿证。这种整体辨证的治疗思路，既体现了"治痿独取阳明"的理论精髓，也彰显了中医治疗痿证的整体观和辨证论治的特点。虚、瘀也是导致原发性骨质疏松症的病因，提出"因虚致瘀"的基本理论，老年人存在"多虚多瘀"的生理特点，气虚则无力推动血行，瘀而不畅，肢体肌肉失于濡养，导致肉痿、肢软、骨枯。肺朝百脉，全身血液必须通过百脉汇聚于肺，并通过气化作用化为精气。心为五脏六腑之大主，与他脏相通，输注渗灌气血以滋养骨髓。由此可见，五脏亏损与瘀血均可导致老年性骨质疏松症。要谨察阴阳，明辨病机，以补益脾胃为基础，使气血精微化源充足，并根据五脏虚实寒热属性，有针对性地遣方用药，做到以法组方、以法遣方、以法释方、以法类方。

6.2.2 从"命门火衰，督脉阳虚"角度治疗老年性骨质疏松症

从肾与老年性骨质疏松症的关系来看，肾主骨生髓，对于骨骼的生长发育、坚固程度具有决定性的意义，《素问·上古天真论》曰："丈夫八岁，肾气实，发

长齿更……八八，天癸竭，精少，肾脏衰，则齿发去，形体皆极。"青少年肾中精气充足，生长发育健旺，肾主骨功能正常，则骨髓生化活跃，骨骼得其滋润充养而强劲有力，体壮形实；老年人肾精亏虚、藏纳不足则骨髓生化无源，骨骼失于充养而疲痿无力，最终导致髓空骨软，即为痿证。

从此理论来看，老年性骨质疏松症则以阳虚为根本病性，中医基础理论认为，阳气具有激发、兴奋、促进、温煦等作用，若机体阳气充足则各脏腑经络的生理功能活动旺盛。若机体阳气不足则脏腑经络生理功能减弱，导致精气血津液生成、输布、代谢缓慢，运行不畅，从而出现血瘀、气滞、寒凝等病理表现。正如《素问·生气通天论》所说："阳气者若天与日，失其所则折寿而不彰。"

命门火衰是老年性骨质疏松症发生的根本原因。首先，关于命门的部位，《难经》首提右肾为命门说；后滑寿首倡"命门，其气与肾通，是肾之两者"，虞抟也提出"两肾总号为命门"之说；另赵献可则认为"命门……无形可见，而两肾之中是其安宅"。其次，关于命门的功能，赵献可提出命门即真火，主持一身之阳气，而慢性虚损性疾病迁延不愈、反复发作的根本原因在于命门之火不足。张介宾也指出"命门者，精神之所舍，而为阳气之根也"。而孙一奎则认为命门非水非火，乃先天元气发动之机，阴阳之根蒂，造化之枢纽。虽然历代医家对命门的部位、功能有不同见解，但多数都认为命门内藏元气，与肾同为五脏阴阳之根本，肾阳即命门之火，肾阴即命门之水。其中"命门之火"则是生化之动力，五行由此而生，脏腑以继而成。正如《景岳全书·传忠录·命门余义》云："命门为元气之根，为水火之宅。五脏之阴气非此不能滋，五脏之阳气非此不能发。"故而"命门"可以代表五脏整体的盛衰，是一种整体观的体现。

所以从这个角度出发，补益命门之火，则人体肾气充足，则全身气血充足，则骨质坚固，骨髓充实，则骨痿自消矣。

6.3　中医辨证分型

根据 2024 年《老年性骨质疏松症中西医结合诊疗指南》，骨质疏松症包括肝肾不足证、肝肾阴虚证、脾肾阳虚证、肾虚血瘀证、气虚血瘀证 5 个常见证候。

① 肝肾不足证。主症：肢酸身痛；次症：腰背渐弯，肢软无力，头晕眼花，耳鸣，两胁不舒，腰膝酸软，肢体麻木；舌苔脉象：舌红少津，少苔，脉沉细。

② 肝肾阴虚证。主症：腰膝酸痛，软弱无力；次症：驼背弯腰，下肢痿软或抽筋，患处微热感，形体消瘦，两目干涩，眩晕耳鸣，或五心烦热，失眠多梦；舌苔脉象：舌红少苔，脉细数。

③ 脾肾阳虚证。主症：腰髋冷痛，腰膝酸软；次症：畏冷肢凉，面色㿠白，脐腹冷痛，得温稍缓，久泻不止，或五更即泻，完谷不化，或久痢赤白，或浮肿、少尿；舌苔脉象：舌淡胖或有齿痕，苔白滑，脉迟缓、尺部无力。

④ 肾虚血瘀证。主症：腰脊刺痛或胀痛，拒按，不得转侧、俯仰；次症：脊椎畸形，腰膝酸软，下肢痿弱，步履艰难，不能久立，耳鸣耳聋，发脱齿摇健忘，动作迟缓，多有外伤或久病史；舌苔脉象：舌质紫暗、有瘀点或瘀斑，脉细涩或弦。

⑤ 气虚血瘀证。主症：胸胁腰腹等局部刺痛，固定不移；次症：面色暗淡，皮色苍白或青紫，或肢体麻木、痿痹，身倦，乏力，少气，懒言；舌苔脉象：舌质淡暗，舌苔薄白，脉细弱。

6.4　中医辨证治疗方案

6.4.1　治疗原则

骨质疏松性骨折的治疗，应遵循中医治疗骨折动静结合、筋骨并重、内外兼治、医患协作的基本原则，根据病情有针对性地应用手法整复、有限固定、药物治疗、练功康复等基本方法，必要时可配合针刀、手术等疗法。骨质疏松性骨折虽有轻微创伤等诱因，但其根本原因为肝脾肾三脏亏虚，进而因虚致瘀，导致骨骼失养、脆性增加，故在治疗时应根据骨折初、中、后三期辨证施治，同时注意因人制宜、因地制宜、因时制宜。辨证施治时可以"温、通、和、补"四法提纲挈领，即温通以使气行有力，增活血化瘀之效，使脉道通利；和以调和气血阴阳，缓和药性；补即补肝脾肾之亏损、气血阴阳之不足。

6.4.2 内治法

骨质疏松症的中医分型及治疗见表6-1。

表6-1 骨质疏松症的中医分型及治疗

辨证分型	治则	代表方剂
肝肾不足证	补益肝肾	六味地黄汤（《小儿药证直诀》）
肝肾阴虚证	滋阴降火补益肝肾	左归饮（《景岳全书》）；或左归丸；或金天格胶囊
脾肾阳虚证	温补脾肾	补中益气汤（《脾胃论》）合金匮肾气丸（《金匮要略》）；或全杜仲胶囊（证据水平C，推荐等级：弱推荐）；或金匮肾气丸
肾虚血瘀证	补肾活血	补肾活血汤（《伤科大成》）；或仙灵骨葆胶囊联合抗骨质疏松药物治疗；或骨疏康颗粒（胶囊）
气虚血瘀证	补气活血	补阳还五汤（《医林改错》）

6.4.3 中医外治法

6.4.3.1 中药熏洗

中药熏洗疗法是一种中医外治法，以中医整体观念和辨证论治为指导思想，具有疏通经络、调和气血、扶正祛邪的功效，可使得失去平衡的脏腑阴阳得到调整和改善，促进机体的恢复，达到治病保健的目的。

处方：选择威灵仙、独活、川乌、草乌、伸筋草、当归、红花、川芎、赤芍、乳香、没药等祛风除湿、舒筋活络、活血化瘀、行气止痛的药物熏洗，能改善患部血液及淋巴循环，减轻局部组织的紧张、压力，同时也能缓解皮肤、肌肉、肌腱及韧带的紧张或强直，以恢复组织功能。

方法：将药物放入容器内，加水煎煮，过滤去渣后，将药液倒入容器中（浴盆或浴缸），将患病部位用药物蒸汽熏蒸。待药液温度降低（以不烫为度）时，将患部浸入药液中洗浴或淋洗患部。熏洗完毕后，迅速用干毛巾拭去身体上的药液，熏洗局部时注意保暖。

6.4.3.2 温针灸

温针灸为骨痿常用疗法。温针刺肾俞、脾俞、足三里和悬钟穴，得气后采用提插捻转补法后行温针灸，每穴灸 1cm 艾条两段；三阴交、腰阳关、命门和太溪穴单针不灸；气海和关元穴单灸不针，每次用艾条温和灸 30min。每次治疗 30min，隔日 1 次。

6.4.3.3 雷火灸

雷火灸法源于雷火神针法，《本草纲目》记载雷火神针法用熟蕲艾末、乳香、没药、穿山甲、硫黄、雄黄、草乌、川乌、麝香等研末混合的药物，用时点着，吹灭，穴位上隔纸数层，将熄灭的药卷按于穴位上。而现代雷火灸疗法是在此基础上改良为明火的悬灸疗法，其药条中通常包含多种名贵中药材，如沉香、木香、乳香、羌活、干姜等，药力峻猛，渗透力强，各种药物分子因其未被破坏，被迅速吸附在人体表层，通过一定时间的熏烤，在皮肤周围形成高浓度药区，渗透到腧穴内，通过人体经络传导（循经感传的作用），起到活血化瘀、温经散寒之功，肾阳虚、脾肾阳虚、气滞血瘀证患者可应用，取穴肾俞、腰阳关、志室、气海、关元、天枢及阿是穴。每穴固定悬灸 15min，以软组织熏红\深部组织发热为度，再以雀啄灸灸各个穴位，每穴 7 壮。

6.4.3.4 火熨术

采用补正益气的中药方，以 65°以上粮食酒浸泡 2 周后使用。脾肾阳虚、气滞血瘀证患者可应用，取穴腰阳关、气海、关元、天枢及阿是穴，将配方中药酒拍打于作用部位，然后将火熨布贴于皮肤，反复以火熨棍蘸取药酒点燃熨烫患部，并以手掌覆盖按压熨烫部位，使热力、药力渗透至皮下，起到扶正益气助阳的作用。

6.4.3.5 疼痛的外治法

中药贴敷：予中药二号膏（广东省中医院制）、四黄膏外敷患处。每日 1 次，每次 4～6h，如有皮肤过敏者，可用纱布蘸清油隔在皮肤上，再敷药。加热后外敷效果更佳。

腕踝针：在手腕或者足踝部的相应进针点（依据腕踝针人体六大分区确定进针点），用毫针进行皮下针刺以通经络。

中药封包熨烫：取白芥子 90g、莱菔子 90g、紫苏子 90g、吴茱萸 90g，予恒温箱加热后外敷患处。每日 1～2 次，每次 20min。

6.4.3.6 针刀治疗

推荐合理使用针刀疗法辅助治疗骨质疏松性骨折并发的慢性软组织劳损和粘连。针刀疗法可松解肌肉粘连、刺激局部经络、改善局部软组织的血液循环、加速水肿消除及炎性致痛物质的吸收，从而达到止痛的目的（可参照视频）。

6.4.3.7 中医手法治疗

推荐合理使用中医理筋手法治疗部分骨质疏松性"骨错缝、筋出槽"的患者。中医手法可以缓解局部肌肉痉挛、纠正骨折错位及关节紊乱，可将滑膜、肌腱、韧带等软组织的破裂、滑脱及关节半脱位等理顺、整复、归位，进而达到有效缓解疼痛、消除肿胀、恢复关节功能的目的。

6.4.3.8　中医外固定治疗

推荐合理使用中医外固定法维持骨折整复后的良好位置。中医外固定包括夹板固定、布托固定、牵引固定及外固定器固定等。良好的固定方法应达到以下标准：①能有效地固定骨折，消除不利于骨折愈合的旋转、剪切和成角外力，使骨折端相对稳定，为骨折愈合创造有利的条件。②对被固定肢体周围的软组织无损伤，可保持损伤处血液循环正常，不影响骨折的正常愈合。③对伤肢关节约束小，可早期进行功能锻炼。④对骨折整复后的残留移位有矫正作用。

6.4.3.9　中医膏摩疗法

膏摩疗法是中医传统疗法之一，先将对症膏药置于患处或对应经脉循行之处或对症穴位之处，再施以补泻等中医按摩手法。对于本病来说，在膏药方面可以选择中药二号膏（广东省中医院制）、四黄膏外敷患处，或对应的肾经、脾经循行所在，或者肾俞、脾俞、足三里等穴位，再对肌肉丰厚的地方进行摩法、揉法、擦法等手法，对于局部穴位则以指揉为主，达到行气活血、祛风通络、行气止痛的疗效。

6.5　中医康复法

6.5.1　林氏健体八段功

林定坤主任在日常诊疗工作中，以患者病情及实际需求为基础，结合传统武术功法，创编了《林定坤健体八段功》，其对颈椎病、腰椎间盘突出、膝骨关节炎等慢性筋骨病具有防治效果。勤加练习，内则修身养性使神完气足，外则练筋强骨使筋柔骨正，达到"正气存内，邪不可侵"的状态（扫二维码观看视频进行练习）。

6.5.2　五禽戏

五禽戏起源于我国后汉时期，经名医华佗总结，把"熊经鸟伸"运动发展为虎、鹿、熊、猿、鸟"五禽戏"。形、神、意、气是五禽戏锻炼的核心，四者之间存在相辅相成、相互促进的关系。五禽戏可以行气活血，舒筋活络，防治疾病。在不能全套锻炼时，患者可根据自身情况选取其中部分动作进行锻炼。

6.5.3　太极拳

太极拳历史悠久，流派众多，有陈氏太极拳、杨氏太极拳、武式太极拳等，各派既有传承关系，也各有自己的特点，呈百花齐放之态。其动作动静、虚实转换，精气流转，均体现了中医的阴阳学说，能够调节脏腑、气血功能。有关研究发现，太极拳可以有效降低骨吸收标志物的数值。此外，对太极拳锻炼频次的研究发现，坚持一周 3 次以上，可有效改善老年女性的骨密度，且随着频次的增加，骨密度升高越显著。

6.5.4　易筋经

"易"是变通、改换、脱换之意、"筋"指筋骨、筋膜，"经"则带有指南、法典之意。相传易筋经是达摩祖师为传真经，从天竺只身东来，一路扬经颂法，后落迹于少林寺。达摩内功深厚，在少林寺面壁禅坐九年，以致石壁都留下了他的身影。达摩会意后，留下两卷秘经，一为《洗髓经》，二是《易筋经》。《洗髓经》为内修之典，归慧可，未传于世。《易筋经》为外修之书，留于少林，流传至今。然而现代考古资料证明，《易筋经》实为明末天台紫凝道人所创，原系道家导引之术，与佛教实无干系。而且《易筋经》也没有传说中的神秘，就是一套传统中医导引的养生方法，能强筋壮骨、固摄精气、濡养脏腑、涵养心性。

6.6 名家经验及医案典籍

6.6.1 岐黄学者、广东省名中医林定坤医案举例

（1）骨痿（骨质疏松症）医案之一

患者，女，时年 56 岁，2016 年 10 月 23 日初诊：诉腰背痛 8 个月余，加重伴四肢酸痛 3 个月。

现症：红细胞沉降率正常，类风湿因子阴性，X 线腰椎摄片示骨密度降低，有明显脱钙区。10 年前因子宫肌瘤作子宫次全切除术，术后停经，曾服雌二醇、钙片、维生素 A、维生素 D 等，并局部理疗均无好转。现面色萎黄，气短乏力，形体消瘦，既畏寒又怕热，多汗，腰骶有压痛，双下肢麻胀屈伸不便，食纳差，口干微苦，二便正常，舌淡红有齿痕、苔薄白，脉沉细。

中医诊断：骨痿（肾精虚兼气血两虚型）。

西医诊断：骨质疏松症。

治则：补肾填精，益气养血，活血通络。

处方：补肾活血蠲痹汤。

药方：淫羊藿 15g，补骨脂 15g，菟丝子 15g，枸杞子 15g，女贞子 15g，当归 10g，白芍 20g，川芎 10g，丹参 15g，黄芪 20g，白术 10g，佛手 10g，鸡血藤 15g，木瓜 15g，甘草 5g。

服药 7 剂后，腰痛明显减轻，两膝已能屈伸，原方去木瓜，加骨碎补 15g，10 剂。服后腰痛基本消失，已能做体位改变较大的活动，加熟地黄 15g、党参 15g、茯苓 10g、陈皮 10g。再服 15 剂，水煎服。

按：本例患者为绝经期妇女，绝经后天癸竭，肾精亏虚，不能濡养筋骨，故腰背酸痛；肝肾同源，肝血不足则四肢酸痛；气血两虚，营卫失调，故畏寒怕热；脾胃虚弱，运化失职，则纳差、形体消瘦；舌淡苔白、脉沉细均为气血亏虚

之象。故此病例为肾精亏虚、气血不足之证。治宜补肾填精、益气养血。因此使用补肾活血蠲痹汤补肾填精、益气养血、活血通络。方中淫羊藿、补骨脂补肾壮阳，菟丝子补肝肾益阴精；枸杞子、女贞子滋肾阴，性平不寒无伤阳之虞，与温肾壮阳之品同用，有阴中求阳之用；当归补血活血；白芍养血敛阴，柔肝缓急止痛；川芎活血化瘀且能搜风止痛；丹参活血化瘀、消癥散结；黄芪、白术健脾益气，气行则血行；鸡血藤不仅补血行血，还能舒筋通络以利经脉；木瓜宣壅通滞，能通经络、止痹痛、和肝脾；佛手调畅气机；甘草调和诸药。嘱平时坚持服六味地黄丸以善其后，获得较好疗效。

（2）骨痿（骨质疏松症）医案之二

患者，女，时年 68 岁，2017 年 6 月 12 日初诊：诉罹患腰背及四肢酸痛已 2 年余。检查：红细胞沉降率正常，类风湿因子阴性，腰椎 X 片摄片见骨密度明显降低，各椎体均不同程度压缩，曾服钙片及多种维生素，并局部理疗等均无好转。现面色苍白，形体消瘦，伴乏力气短，不耐劳作，不能久站，夜间常有下肢痉挛剧痛，腰背酸痛，双下肢麻胀、屈伸不便，食纳差，二便正常，舌质淡、舌体胖有齿痕，舌苔白，脉细缓。

中医诊断：虚痹证（阴阳气血亏虚、营卫不和型）。

西医诊断：骨质疏松症。

治则：益气温经，和营通痹。

处方：黄芪桂枝五物汤加减。

药方：黄芪 30g，桂枝 10g，白芍 30g，党参 15g，白术 10g，当归 10g，鸡血藤 15g，伸筋草 15g，桑寄生 15g，怀牛膝 15g，丹参 15g，生姜 6g，大枣 9g，甘草 3g。7 剂。

服药后四肢酸痛明显减轻，两膝已能屈伸，原方加淫羊藿 15g、骨碎补 15g、菟丝子 15g。10 剂。服后腰痛也基本消失，已能做体位改变较大的活动，守方继进 10 剂，并嘱适当锻炼、加强饮食营养等。

按：黄芪桂枝五物汤（黄芪、桂枝、白芍、生姜、大枣）主治阴阳俱微、气血不足的虚痹证，具有益气温经、和营通痹之效，临床应用广泛，除血痹证之外，大凡气血两亏、阳气不振、营卫不和、肌肤麻木不仁或疼痛者服用本方均有效。本例患者见腰背酸痛、下肢麻胀屈伸不利、舌淡胖有齿痕、脉细缓等气血两亏之象，与此方的脉证相符。在此基础上加当归、鸡血藤、丹参养血活血、化瘀通络，党参、白术助黄芪益气以助血运，伸筋草通经活络，桑寄生、怀牛膝强筋骨、止痹痛。又因腰为肾之府，肾主骨，骨生髓，肾精亏损则骨骼失养而腰痛，故加淫羊藿、菟丝子、骨碎补补肾壮阳、强腰健骨。方中白芍用量30g，寓有芍药甘草汤之意，有较好的舒筋缓急止痛作用。

6.6.2 名老中医丁锷医案举例

益肾健脾化瘀结合功能锻炼治疗骨质疏松症

李某，男，1940年10月出生。2005年11月17日初诊。主诉：扭伤致腰背痛3个月余，加重1周，活动不利。

初诊：症见痛苦面容，步态正常。胸腰段轻度叩击痛，椎旁压痛，活动受限。察其舌体淡、边有瘀点，苔薄白，脉沉细弱。腰椎X线片报告：胸、腰椎骨质疏松伴退行性变。

诊断：骨质疏松症。

辨证：患者年逾花甲，肝肾亏虚，筋骨痿软不坚，复受外力，筋脉损伤，气血瘀滞。

治法：健脾益肾，佐以化瘀通络。

处方：炙龟甲10g，全当归10g，生地黄、熟地黄各10g，杭白芍15g，山茱萸20g，巴戟天20g，骨碎补20g，黄芪20g，白术10g，潞党参10g，鹿角胶6g^{烊化}，血竭2g，地龙10g。7剂。

水煎服，每日1剂，分2次服用。辅以新癀片4片，每日3次。嘱其进行不负重腰背肌锻炼。

复诊（2005年11月28日）：药后腰背疼痛减轻，活动改善，但弯腰等仍有酸痛不适。筋肉炎症虽缓，但骨质疏松以及其所引起的筋骨痿软非一日可除。上方加川蜈蚣 1 条（研末吞），连服 2 个月。嘱其坚持腰椎功能锻炼。

随访：3 个月后随访疼痛基本消失，活动接近正常。唯长久站立后感腰背酸胀。

按：骨质疏松症为老年人常见病症，一般认为主要由年老肝肾不足引起，然这并非上述临床症状的主要原因。中土失运，筋肉失养，或瘀浊内停，经脉不通，才是产生疼痛、活动不利的主要病因。故治疗以健脾益肾为主，辅以化瘀通络。方中巴戟天、骨碎补、炙龟甲、鹿角胶、生地黄、熟地黄补益肝肾，黄芪、白术、党参健脾益气，山茱萸酸甘敛阴，当归、白芍、血竭活血养血，地龙、川蜈蚣活血通络。诸药共用，以达健脾益肾、壮骨通络之功。除药物外，坚持不懈的腰背肌功能锻炼，也是本病治疗的重要方面。

6.6.3 名老中医刘柏龄医案举例

骨质疏松症腰背疼痛属脾肾亏虚者，从痿论治，治宜补肾、益脾、壮骨。

李某，女，55 岁，退休职员。1999 年 8 月 15 日初诊。主诉：腰背痛 2 年余。

初诊：无明显诱因，自觉晨僵现象明显，四肢沉重，乏力，腰背酸痛，时轻时重，近 1 个月症状加重。50 岁绝经。服过大量"盖中盖"等，无明显效果。

查体：轻度驼背，活动轻度受限，脊柱广泛压痛，直腿抬高试验（一）。X 线摄片显示：脊柱（胸腰段）后凸变形，各椎体呈鱼尾状改变，骨质疏松。脉沉弦，舌质淡，苔薄白。

临床诊断：骨质疏松症（骨痿）。

辨证：肾虚髓减，脾弱精衰，故骨失充养而致骨松变（骨痿）。

治法：补肾，益脾，壮骨。

处方：淫羊藿 25g，肉苁蓉 20g，鹿角霜 15g，熟地黄 15g，鹿衔草 15g，骨碎补 15g，全当归 15g，生黄芪 20g，生牡蛎 50g，川杜仲 15g，鸡血藤 15g，广陈皮 15g，制黄精 15g，炒白术 15g。每日 1 剂，嘱服 2 周。

复诊（1999 年 8 月 29 日）：服药 2 周，症状逐渐减轻。唯睡眠欠佳。拟前方加首乌藤 25g、生龙齿 25g。嘱再服 2 周。

三诊（1999 年 9 月 13 日）：晨僵、腰酸背痛明显减轻，步履较前轻松、有力，睡眠好转。嘱仍按前方继续治疗月余，后服健骨宝胶囊而收功。

按：骨质疏松症多见于老年人或绝经后女性，是腰背痛较常见的原因之一。本病例是一绝经后妇女，属肾脾俱虚之候。故治以自拟方"补肾壮骨羊藿汤"。药用淫羊藿入肝肾经，补命门、兴肾阳、益精气，以"坚筋骨"也，主腰膝酸软无力、肢麻、痹痛，为君药；合臣药肉苁蓉、鹿角霜之入肾充髓、补精、养血益阳，与君药相配伍，其强筋健骨之力益著；配熟地黄之滋肾阴健骨，骨碎补、鹿衔草入肾补骨镇痛，当归之补血，黄芪、牡蛎、杜仲益气敛精，盖有形之血赖无形之气而生；加入鸡血藤之活血补血、通经活络，以取"通则不痛"之功；黄精、白术、陈皮益气补精、健脾和胃，且可缓解本方补药滋腻之弊，皆为佐使药。以上诸药相伍，有补命门、壮肾阳、滋阴血、填精髓、通经络、健脾胃、坚筋骨之功效。

本方药临床应用 30 多年，疗效可靠。但在辨证、审因、论治的基础上，加减变通甚为重要。

动物实验结果表明，该药能够明显减轻肾虚模型动物性器官和肾上腺重量减轻程度，并有增加动物自主活动、抑制体重下降的作用。

6.6.4 名老中医李国衡医案举例

（1）脊柱骨质疏松多因脾肾不足，局部瘀血阻滞，筋骨失养所致，故治以补益脾肾、化瘀固督、强壮筋骨

朱某，女，63 岁。1991 年 11 月 16 日初诊。主诉：腰脊疼痛 2 年，无明显外伤史。

初诊：患者自觉站立久后疼痛明显，平卧时症状有改善，曾外院中西药物治疗无明显好转。主诉：腰脊疼痛，便软，日行 3 次。检查：胸、腰椎轻度后凸畸形，形瘦，面色萎黄。胸、腰椎广泛压痛，腰椎活动轻度受限。舌质偏干燥，苔薄，脉细。X线摄片示：胸、腰椎骨质疏松，部分椎体唇样增生。

诊断： 脊柱骨质疏松症。

辨证： 脾肾亏虚，筋骨失养。

治法： 补益脾肾，固督止痛。

处方： 生地黄 12g，山茱萸 9g，焦白术 9g，云茯苓 12g，怀山药 9g，牡丹皮 4.5g，枸杞子 9g，楮实子 9g，川断 9g，杜仲 9g，菟丝子 9g，延胡索 9g，甘草 3g。共 7 剂。

复诊（1991 年 11 月 23 日）： 患者腰脊痛略有减轻，但近日阴雨天症状明显，大便日行 2 次，舌质偏红，脉细。前药见效，原方增减。予上方杜仲改炒杜仲 9g，加制玉竹 9g、女贞子 9g、桑寄生 9g。共 14 剂。

药渣煎水腰背部热敷。

三诊（1991 年 12 月 7 日）： 患者腰痛明显好转，坐位时疼痛减轻，腰椎活动较前灵活，但大便每日 3 次，便溏，舌红转淡，脉细。拟加强健脾益肾之力。上方加炙黄芪 12g，补骨脂 9g，党参 12g，焦白术 9g，制狗脊 9g，谷芽、麦芽各 9g。7 剂。

四诊（1991 年 12 月 14 日）： 患者腰痛及便溏好转，大便日行 1 次，继原方 14 剂巩固。

1991 年 12 月 28 日复查：腰脊疼痛明显好转，唯劳累后腰脊有酸痛，休息后好转。

按： 骨质疏松症归属中医"骨痹""骨痿"范畴。其病因以肾虚为本，同时脾虚运化不能、生化乏源并与血瘀相互影响。病因病机的关键在于脾肾虚损。上述病例，处方紧紧抓住脾肾亏虚入手，健脾与益肾并重。脾运健则筋骨得到充分濡养，肾气充则筋骨强健。

（2）治疗骨质疏松症常用健脾滋肾、补益肝肾两法以固其本

顾某，女，57 岁，上海人，退休，已婚。1992 年 7 月 11 日初诊。主诉：腰背部疼痛 3 个月。

初诊： 3 个月前感腰背部疼痛，无明显外伤史，劳累后症状加剧，曾内服伤药、外敷膏药，以劳伤治疗未见好转。检查：脊柱正中，腰部活动正常，胸、腰椎多处压痛。舌质淡，苔薄白，脉细。X线摄片示：腰椎椎体骨小梁稀疏。

诊断：腰痛（骨质疏松）。

辨证：气血两亏，肝肾不足。

治法：益气养血，补益肝肾。

处方：党参 12g，白芍 9g，当归 9g，枸杞子 9g，女贞子 9g，楮实子 9g，合欢皮 12g，首乌藤 12g，鹿角粉 3g^{吞}，延胡索 9g，川断 9g，杜仲 9g，桑寄生 9g。14 剂，水煎服。

二诊（1992 年 8 月 5 日）：腰部仍感疼痛，口干，舌质偏红，苔净，脉细缓。

治法：益气滋肾，强壮筋骨。

处方：党参 12g，黄芪 12g，制何首乌 12g，制黄精 9g，生地黄 12g，泽泻 6g，茯苓 9g，怀山药 9g，山茱萸 6g，牡丹皮 4.5g，桑寄生 9g，女贞子 9g，大枣 5 枚。7 剂，水煎服。

三诊（1992 年 8 月 25 日）：腰部仍有疼痛。检查：腰部活动无受限，无明显压痛。面色黄，苔薄腻，脉细。

治法：健脾益肾。

处方：丹参 9g，白芍 9g，陈皮 6g，生地黄 12g，茯苓 9g，川断 9g，制黄精 9g，怀山药 9g，杜仲 9g，桑寄生 9g，枸杞子 9g。14 剂，水煎服。

四诊（1992 年 9 月 25 日）：腰部疼痛好转。检查：左侧腰部有压痛，腰部活动正常，舌质淡，苔薄白，脉细缓。

处方：拟二仙汤合六味地黄汤加减。

药方：仙茅 9g，淫羊藿 9g，巴戟天 9g，女贞子 9g，楮实子 9g，枸杞子 9g，生地黄 12g，山茱萸 6g，怀山药 9g，杜仲 9g，桑寄生 9g，川断 9g，广陈皮 6g。14 剂，水煎服。

五诊（1992 年 10 月 20 日）：腰背部无明显疼痛。检查：腰部无明显压痛，腰部活动正常。舌质淡，苔薄白，脉细。治疗：续用前法，巩固治疗。予四诊方14 剂。

医嘱：患者卧板床，饮食中注意补充钙质。

随访：1 年复诊，偶有腰背痛。

按：本案患者初诊腰背疼痛、舌质淡、苔薄白、脉细，此为肾虚腰府失养所致。腰为肾之府，肾精亏虚，不能濡养筋骨，故腰背酸痛，舌淡、脉细为气血不足之象，提示肾虚兼气血两虚。故治以益气养血、补益肝肾之法，以党参、白芍、当归益气养血；川断、杜仲、桑寄生、枸杞子滋肾；鹿角粉血肉有情之品，可温补肝肾，合以楮实子加强壮筋骨之功效。二诊时出现口干、舌质偏红、苔净，提示阴虚内热。初诊温补后，阴液不足显现，虚火上炎，故调整治法，以滋补肾阴为主，兼顾清热。三诊时面色黄、苔薄腻，表明脾胃虚弱，运化失职，湿浊内蕴。此时治疗重点转为健脾益肾，兼顾化湿。四诊时进一步调整，以调和阴阳、健脾补肾为主，兼顾化湿和中。

6.6.5　名老中医胡建华医案举例

吴某，男，70 岁。2001 年 9 月 11 日初诊。主诉：双下肢无力 3 个月余，伴麻木和进行性肌萎缩。

初诊：3 个月前出现双下肢无力，渐至不能行走，伴麻木，皮肤颜色变深，自觉发热发痒，有时疼痛，从四肢远端向近端发展，并出现肌肉萎缩。外院诊断：克罗-深濑综合征，予以化疗，效果不明显。伴有甲状腺功能减退、肺气肿、心力衰竭。刻下：四肢麻木无力，双下肢浮肿，皮肤粗糙增厚，出现色斑，发黑。呼吸急迫，咳嗽，咳痰白黏。查体：神清，双上肢肌力Ⅲ级，双下肢远端Ⅱ级、近端Ⅲ级，腱反射减退。胸片示：肺部感染，肺气肿，心脏扩大。B 超示：脾脏增大。T_3、T_4 下降，TSH 增高；免疫球蛋白正常。

辨证：肾阳衰微，脾气亏虚，瘀血水湿内停。

治法：温补肾阳，健脾行水，化瘀通络，适当清肺化痰。

处方：真武汤合黄芪桂枝五物汤加减。

药方：生附子 9g ^先煎^，茯苓 15g，白术 15g，白芍 30g，干姜 2 片，黄芪 30g，桂枝 9g，丹参 30g，淫羊藿 9g，巴戟天 9g，蚕茧 6g，莪术 15g，鹿角粉 3g ^吞^。

按：克罗-深濑综合征是一个多脏器、多系统受累的疾病，临床多以神经系统受累较常见，尤其是运动、感觉、平衡、自主神经系统受累。其发病原因，目前尚未明确，西医以化疗和皮质激素治疗为主，疗效并不满意。根据其临床表现，中医暂将其归类于痿证、痹证。克罗-深濑综合征患者伴有骨硬化性病变与溶骨性病变，与本文所言骨痿有相似之处，故虽不是本病，但仍置于此以供借鉴。

就该例患者而言，证属肾阳衰微、脾气亏虚，并瘀血水湿之象。肾阳不足，蒸腾气化无力，脾气亏虚，健运失司，气不化水，水湿下聚而肿；肝肾精血不足，脾气血生化无力，四肢充养不能，所以四肢软弱无力、肌肉萎缩；气血虚，气虚推动无力，又兼水湿内停，阻于隧道经络，血行不畅，聚而成瘀，故双下肢色素沉着、发痒发热疼痛、脾大、舌质暗、脉弦细；水邪内停，凌心射肺，可出现气促、咳嗽。故以温补为主，方中以附子、鹿角粉、巴戟天、淫羊藿温补肾阳，刚柔并用；干姜、白术、茯苓、黄芪温补脾阳，益气健脾利水；桂枝温经通络；白芍既可养肝肾精血，又可柔肝；蚕茧温补固元；丹参、莪术活血化瘀。全方刚柔并举，气血并用，肝脾肾共治，气血阴阳兼顾。

6.6.6 名老中医施杞医案举例

余某，女，62岁。初诊：2009年5月24日。

主诉：腰背酸痛1年余。

现症：腰背酸痛板滞，四肢活动尚可，但疲乏无力，胃纳欠佳，夜寐不安。X线摄片示腰椎椎体骨质增生。骨密度结果为骨质疏松。苔薄白，脉细。

中医诊断：骨痿。

西医诊断：骨质疏松症。

辨证：脾肾两亏，筋骨失养。

治法：补肾健脾，活血通络。

处方：全当归12g，鹿角片12g，潞党参12g，淫羊藿18g，炙龟甲12g，川芎12g，仙茅18g，生黄芪30g，怀牛膝15g，熟地黄18g，补骨脂18g，炙甘草5g。

服药 14 剂，腰背酸痛明显减轻，胃纳如常，守方再服 14 剂调治。

按：根据"肾主骨""脾肾相关""血瘀""肝肾同源"等中医理论，认为肾虚是导致骨质疏松症的主要原因，同时与肝、脾及血瘀关系密切。因此在治疗时不能单纯使用补肾法，而应将补肾、疏肝、健脾、活血法结合。本方选用龟甲、鹿角片补益肝肾，滋阴养血；龟甲配熟地黄增强滋阴之功；淫羊藿、仙茅、牛膝既能补益肝肾、壮骨强筋，又能舒筋通络；补骨脂补肾中之阳；当归、川芎活血通络；党参、黄芪益气生血。全方阴阳平补，标本同治，共奏补肾壮骨、健脾益气、通络止痛之功。

参考文献

［1］中华中医药学会 . 骨质疏松性骨折中医诊疗指南［J］. 中医正骨，2023，35（01）：1-9.

［2］林定坤，陈树东，林方政 . 林氏健体八段功 . 广州：广东教育出版社，2016.

7

老年性骨质疏松症的
康复治疗

老年性骨质疏松症已成为最严重的健康问题之一，给患者、家庭和社会造成了巨大的经济负担。康复治疗在改善骨质疏松症患者疼痛、降低骨折风险、提高日常活动能力、促进骨质疏松骨折愈合等方面发挥着重要作用，越来越受到国内外的重视和推荐。因此，目前对于老年性骨质疏松症后期的康复也需要按照严格规划进行。

7.1 康复评定

骨质疏松症患者的康复评定主要包括功能评定、结构评定、活动评定及参与评定四个方面。骨质疏松症重在早发现、早治疗，对危险人群建议使用国际骨质疏松症基金会（International Osteoporosis Foundation，IOF）推荐的一分钟测试题和亚洲人骨质疏松症自我筛查工具（osteoporosis self-as-sessment tool for Asians，OSTA）进行早期筛查。

7.1.1　功能评定

7.1.1.1　疼痛评定

疼痛是骨质疏松症患者就诊的主要临床症状，常表现为腰背疼痛或周身骨痛，夜间或负重活动时加重，可伴有肌肉痉挛、活动受限等。既往指南与专家共识指出疼痛评定是骨质疏松症的关键指标。骨质疏松症的疼痛评定，应用广泛的是视觉模拟评分法（visual analogue scale，VAS）和数字评分法（numeric rating scale，NRS）。

（1）视觉模拟评分法

用标尺在纸上标记一条长 0～100mm 的横线，以毫米（mm）来确定评分，评分范围为 0～100mm，分数越高表示疼痛强度越大；患者根据自己的疼痛强度在横线上做标记，然后测量长度。

评分标准：

① 0～4mm：无疼痛；

② 5～44mm：轻度疼痛；

③ 45～75mm：中度疼痛；

④ 76～100mm：重度疼痛。

（2）数字评分法

用 0～10 分代表不同程度的疼痛，0 为无痛，10 为剧痛，患者根据自己的主观感受进行疼痛评分。

评分标准：

① 0：无痛；

② 1～3：轻度疼痛；

③ 4～6：中度疼痛；

④ 7～10：重度疼痛。

7.1.1.2 运动功能评定

由于肌力下降、关节活动度受限是老年性骨质疏松症的常见功能问题。因此有必要对骨质疏松症患者的肌力与关节活动度进行评定。

（1）徒手肌力评定分级（MMT grading）评定

肌力下降是老年性骨质疏松症的常见功能问题，并且还会增加老年性骨质疏松症患者的跌倒风险。严重骨质疏松症患者，因椎体压缩性骨折，可出现身高变矮或脊柱驼背畸形等，因此有必要对骨质疏松症患者的肌力与关节活动度进行评定。肌力评定的主要肌肉包括腰背肌、腹肌、三角肌以及股四头肌等。目前临床上肌力评定常用的是徒手肌力评定分级。徒手肌力评定分级主要由 Lovett 6 级评分标准改良而来，主要根据外加阻力的大小和/或活动范围的大小，对 2～5 级进行进一步区分，分别以"＋""－"表示，从而形成更为细致的 13 级评分（表 7-1）。

表 7-1　徒手肌力评定分级具体表现

分级	表现
5	能对抗的阻力与正常相应肌肉相同,且能做全范围的活动
5－	能对抗的阻力与 5 级相同,但活动范围<100%而大于 50%
4＋	在活动的初、中期能对抗的阻力与 4 级相同,但在末期能对抗 5 级的阻力
4	能对抗阻力,但其大小达不到 5 级的水平
4－	能对抗的阻力与 4 级相同,但活动范围<100%而大于 50%
3＋	能抗重力做全关节活动范围的活动,并能在运动末期对抗一定的阻力
3	能抗重力运动,且能完成 100%的活动范围,但不能对抗任何阻力
3－	能抗重力运动,但活动范围<100%而大于 50%
2＋	能抗重力运动,但活动范围<50%
2	不能抗重力,但在消除重力影响后能做全关节活动范围的活动
2－	即使在消除重力影响下能活动,但活动范围<100%而大于 50%
1	触诊能发现有肌肉收缩,但不能引起任何关节活动
0	无任何肌肉收缩迹象

（2）关节活动度评定

关节活动度可分为主动关节活动度与被动关节活动度。使用测角仪测量是关节活动度评定的首选方法。测量方法：受试者处于一定的体位，固定轴心，确定固定臂与移动臂，然后让受试者做相应的关节运动，并对其移动度数进行测量，测量时应分别对主动关节活动度及被动关节活动度进行测量。

7.1.1.3　平衡功能评定

骨质疏松症患者易发生跌倒，并出现脆性骨折。其中平衡功能下降是跌倒最为主要的原因。评估骨质疏松症患者的平衡功能对于预防患者跌倒、降低骨质疏松性骨折发生率及骨质疏松症患者致残率具有重大意义。可以采用量表法（如Berg 平衡量表）、前伸够物测试、单腿站立测试或者平衡评定设备进行评定。

（1）　Berg 平衡量表评定

Berg 平衡量表是对身体平衡功能评定的综合量表。将平衡功能从易到难分为14 项［①从坐位站起；②无支持站立；③无扶持坐位，双脚落地；④从站位到坐位；⑤位置移动；⑥无扶持站立，闭眼；⑦双足并拢站立，不需要扶持；⑧无扶持站立，手臂前伸；⑨无扶持站立，从地面上捡拾起物品；⑩无扶持站立，躯干不动，转头左右后顾；⑪无扶持站立，转身360°（动态移动自身的重心）；⑫无扶持站立，计数脚底接触板凳的次数；⑬无扶持站立，一只脚在前；⑭无扶持单腿站立］，每项分为5 级，即0，1，2，3，4。

评分标准及临床意义：最高分56 分，最低分0 分，分数越高平衡能力越强。0～20 分：平衡功能差，患者需要乘坐轮椅；21～40 分：有一定平衡能力，患者可在辅助下步行；41～56 分：平衡功能较好，患者可独立步行；＜40 分：提示有跌倒的危险。

（2）前伸够物测试

用于测量动态平衡能力。

① 结果：前伸的距离，单位为厘米（cm）。

② 需要的器材：量尺、胶带。

③ 测量前准备：开始之前使用胶带将量尺水平固定在墙壁上，高度大致与受试者的肩部相同。

④ 具体操作方法

a. 在开始时，首先测试者说："我们将测量你的双臂前伸能力。准备好了吗？如果准备好了，现在开始测试。"

b. 指示受试者："以站姿开始，背部挺直，双脚分开至与肩同宽。肩部垂直于墙壁，调整你的身体，使双臂笔直向前时指尖位于量尺的零刻度处。"

c. 接下来，向受试者解释："在我说'开始'之后，沿着量尺尽可能远地向前伸且保持平衡；与此同时，我会记录你手臂伸展的距离。"

d. 记录受试者手臂沿着量尺伸展的最大长度，结果精确到1cm，指示受试者："回到起始位置并放松。"再尝试两次。

⑤ 评价指标：取以3次测试前伸的距离中的最大值为最终结果。

⑥ 临床意义：健康成年人的前伸距离通常为25～30cm。老年人（65岁以上）的前伸距离若小于15cm，提示平衡功能下降，跌倒风险增加。患者前伸距离越小，表明动态平衡能力越差，跌倒风险越高，因此测试结果可用于评估康复治疗效果或监测患者功能状态的变化。

（3）单腿站立测试

用来测试髋关节的臀中肌、臀小肌功能及股骨头与髋的关系是否正常。

① 检查过程：嘱患者先用健侧下肢单腿站立，患侧下肢抬起，患侧骨盆向上提起，对侧臀皱襞上升为阴性。再使患侧下肢单腿独立，健侧下肢抬起。

② 正常值：正常人单腿站立时，对侧的臀褶或髂嵴均上提（为阴性），如臀褶或髂嵴均不升反降即为阳性。

③ 临床意义：检查结果呈阳性，可见于髋关节结构的改变（如先天性或外伤性髋关节脱位、股骨颈骨折等）或肌肉瘫痪、无力（特别是臀中肌），以及麻痹性髋脱位。腿部有异常疼痛的人群可做此测试。

（4）平衡评定设备

① 静态平衡检测仪：主要用于评估患者在静止状态下的平衡能力。这类设备通常包括一个平衡板和一个传感器，通过测量患者在静止状态下的身体姿势和运动来评估其平衡功能。

② 动态平衡检测仪：用于评估患者在运动状态下的平衡能力。动态平衡检测仪可以模拟不同的运动场景，帮助评估患者在动态环境中的平衡能力。

③ 平衡评定及训练设备：这类设备不仅用于评估患者的平衡功能，还提供针对性的训练方案。它们可以通过趣味性的训练项目帮助患者改善平衡功能，同时通过详细的评价分析图表监测治疗过程和效果。

7.1.1.4 步态分析

骨质疏松症患者若出现椎体骨折或髋部骨折，常有步态异常，因此，有条件者还应该进行步态分析。常用的分析方法有压力平板分析、三维步态分析等。

7.1.1.5 心理功能评定

由于骨质疏松症患者长期疼痛，或者骨折导致活动受限/驼背畸形等，因此患者易出现焦虑、抑郁情绪，重者可发展为抑郁症等。系统评价显示抑郁症与脊柱、全髋和股骨颈的低骨密度有关，最新的研究揭示骨质疏松症是抑郁症的独立危险因素。因此，对骨质疏松症患者进行心理功能评定十分必要。常用的评定量表有焦虑自评量表（self-rating anxiety scale，SAS）、抑郁自评量表（self-rating depression scale，SDS）等。

（1）焦虑自评量表

焦虑自评量表是由 W. K. Zung 于 1971 年编制的一种用于评定患者焦虑的主观感受及其在治疗中发生变化的自评工具。

① 量表内容：含有 20 个项目，每个项目按症状出现的频度分为四级。其中包括 15 个正向评分项目和 5 个反向评分项目（带 * 号）。量表内容涵盖了焦虑的

各种表现，如紧张和着急、害怕、心里烦乱或惊恐等。

② 评分方法

正向评分：依次评为粗分 1、2、3、4 分。

反向评分：则评为 4、3、2、1 分。

20 个项目得分相加即得粗分（X），经过公式换算，即用粗分乘以 1.25 以后取整数部分，就得标准分（Y）。

③ 结果解释：目前中国 SAS 标准分的分界值为 50 分。其中，50～59 分为轻度焦虑，60～69 分为中度焦虑，69 分以上为重度焦虑。

④ 使用注意事项：在自评者评定以前，一定要让受试者把整个量表的填写方法及每条问题的含义都弄明白，然后做出独立的、不受任何人影响的自我评定。评定的时间范围是受试者过去一周的实际感觉。如果受试者的文化程度太低，不能理解或看不懂 SAS 问题的内容，可由工作人员逐条念给他听，让评定者独自作出评定。评定时，应让受试者理解反向评分的各题，SAS 有 5 项反向项目，如不能理解会直接影响统计结果。评定结束时，工作人员应仔细检查一下评定结果，应提醒受试者不要漏评某一项目，也不要在相同一个项目上重复评定。焦虑自评量表适用于具有焦虑症状的成年人，是心理咨询门诊中了解焦虑症状的重要自评工具。但需要注意的是，它主要用于疗效评估，不能用于诊断。在使用时，应严格按照量表的要求进行评定，以确保结果的准确性。

（2）抑郁自评量表

抑郁自评量表是一个用于衡量抑郁状态的轻重程度及其在治疗中变化的工具。

① 量表内容：共包含 20 个项目，这些项目涵盖了抑郁状态的四组特异性症状。

a. 精神性-情感症状：包含抑郁心境和哭泣两个条目，如"我觉得闷闷不乐，情绪低沉""我一阵阵哭出来或觉得想哭"。

b. 躯体性障碍：包含情绪的日间差异、睡眠障碍、食欲减退、性欲减退、体重减轻、便秘、心动过速、易疲劳等八个条目，例如"我觉得一天中早晨最好"（反向计分，即实际情况可能与描述相反）、"我晚上睡眠不好"、"我吃得跟平常一样多"（反向计分）等。

c. 精神运动性障碍：包含精神运动性迟滞和激越两个条目，如"我觉得不安而平静不下来"。

d. 抑郁的心理障碍：包含思维混乱、无望感、易激惹、犹豫不决、自我贬值、空虚感、反复思考自杀和不满足等八个条目，如"我对未来抱有希望"（反向计分）、"我比平常容易生气激动"、"我认为如果我死了，别人会生活得更好"等。

② 计分方式：每个项目都有四个选项，代表过去一周内出现这类情况的不同频率，如"没有或很少时间""小部分时间""相当多时间"或"绝大部分或全部时间"，或者采用 A、B、C、D 四个等级进行正向或反向计分。其中，10 个项目为反向计分，即得分越高表示抑郁症状越轻，其余项目为正向计分，得分越高表示抑郁症状越重。

将所有项目的得分相加得到粗分，再将粗分乘以 1.25 得到标准分。标准分的范围在 25～100 之间，根据标准分的不同范围，可以判断抑郁症状的轻重程度。

0～53 分：未发现明显抑郁症状。

54～62 分：可能有轻度抑郁症状。

63～72 分：可能有中度抑郁症状。

72 分以上：可能为重度抑郁。

③ 适用范围：该量表主要适用于具有抑郁症状的成年人，包括门诊及住院患者。然而，对于具有严重迟缓症状的抑郁患者，评定可能较为困难。此外，抑郁自评量表对于文化程度较低或智力水平稍差的人使用效果不佳。

④ 注意事项：在进行自评时，请务必根据自己的真实体验和实际情况来回答，不要花费太多时间去思考，也不要刻意回避或夸大自己的症状。

测评结果不能作为诊断结果。如果怀疑自己有抑郁症，请务必前往精神专科医院或寻求专业心理咨询师的帮助。他们可以根据临床症状和量表分值等综合因素来做出更准确的诊断，并提供相应的治疗建议。

7.1.2　结构评定

结构评定常采用双能 X 射线吸收法（DXA）。DXA 扫描髋部和腰椎获得的骨密度是国内外学术界公认的诊断骨质疏松症的金标准，通常每年或每两年做一次。骨质疏松症基于 DXA 测定的诊断标准是：DXA 测定的骨密度值低于同性别、同种族正常成人的骨峰值不足 1 个标准差则属正常，1～2.5 个标准差则为低骨量，等于和大于 2.5 个标准差则为骨质疏松症，符合骨质疏松症诊断标准且同时伴一处或多处脆性骨折则为严重骨质疏松。其中椎体压缩性骨折是最常见的骨质疏松性骨折。

既往系统评价与指南均推荐 X 线检查是诊断脆性骨折，特别是胸、腰椎压缩性骨折的首选方法。通常采用 Genant 目视半定量判定方法对胸、腰椎侧位 X 线影像进行评估，将椎体压缩性骨折分为楔形骨折、双凹骨折和垂直压缩性骨折三型，其严重程度分为轻、中、重度，即分别为椎体压缩 20％～25％、25％～40％及 40％以上。此外，骨折患者还需采用 X 线片及 CT 三维重建检查，必要时可以进行骨代谢生化标志物检测。

7.1.3　活动评定

骨质疏松症会对患者的日常活动带来严重影响，所以骨质疏松症患者的日常生活活动能力评定十分重要。常用的评定量表除 Barthel 指数外，还有 Oswestry 功能障碍指数（Oswestry disability index，ODI）等。

（1）Barthel 指数（Barthel index，BI）　是一种用于评估患者日常生活活动能力（ADL）的标准化工具，由 Barthel 和 Mahoney 于 1965 年设计，广泛应用于康复医学领域。该指数通过 10 项基础生活活动的独立性评分（总分 0～100分），量化患者的功能状态，得分越高表明自理能力越强。

评估项目与评分标准： Barthel 指数涵盖 10 项日常生活活动，每项根据患者完成的独立性赋分（0～15 分不等），总分 100 分。具体项目包括：进食（10 分）、洗澡（5分）、修饰（5分）、穿衣（10分）、控制大便（10分）、控制小便（10分）、如厕（10分）、床椅转移（15分）、平地行走（15分）、上下楼梯（10分）。

功能等级划分：根据总分将患者分为以下四类。重度依赖（≤40分）：需全面辅助；中度依赖（41~60分）：需部分辅助；轻度依赖（61~99分）：仅需少量辅助；完全独立（100分）。

（2）ODI　是一种专门用于评估腰痛患者功能障碍程度的量化工具。它通过一系列问题来评估腰痛对患者日常生活活动的影响，从而得出一个分数，反映患者的残障活动能力。

ODI量表通常包含多个部分，每个部分都针对患者不同的日常活动或功能进行询问。患者需根据自身情况选择最符合的描述，从而得出每个部分的得分。这些部分可能涉及走路、站立、提举物品、自我照顾等日常活动。

ODI的评分通常基于患者选择的描述与正常人群能力的比较。得分越高，表示患者的功能障碍越严重，腰痛对其日常生活的影响也越大。这种评分方法有助于医生或康复师了解患者的康复进展，并制订针对性的治疗计划。

7.1.4　参与评定

骨质疏松症患者由于疼痛、骨结构异常、功能障碍及活动受限，可影响其职业、社会交往及休闲娱乐，因而必然降低患者生活质量。因此，有必要对患者的社会参与能力进行评定，包括职业评定、生存质量评定，可以采用SF-36量表、世界卫生组织生活质量量表（WHO QOL-100量表）等，主要评定患者近1~3个月的社会生活现状、工作、学习能力、社会交往及休闲娱乐。

① SF-36量表：又称健康调查简表，是一种常用的健康测量工具。SF-36量表由8个健康维度组成，包括生理功能、生理角色、躯体疼痛、总体健康状况、生命力、社交功能、情感角色和精神健康。每个维度包含不同数量的问题，共36个问题，用于全面评估个体的健康状况和生活质量。

调查形式：量表通过问卷形式进行调查，个体根据自身的感受和体验回答各个问题。

评分方式：每个问题有多个回答选项，个体根据自身情况选择相应的答案，并根据回答情况计算各个维度的得分和总体健康评分。

得分计算：实际得分——根据量表条目编码和计分规则，将每个条目的得分相加，得到各维度的实际得分。换算得分——为更直观地理解健康状况，将实际得分通过公式转换为标准得分，公式通常为：（实际得分/该维度最高与最低得分之差）×100。

得分意义：生理功能——得分越高，表示个体进行日常活动和体力活动的能力越强，健康状况越好。生理角色（RP）——得分高意味着个体因健康问题导致的职能限制较少，能够较好地完成工作和日常活动。躯体疼痛（BP）——得分高表示个体疼痛程度低，疼痛对日常活动的影响小。总体健康状况（GH）——得分高则反映个体对自身健康状况及其发展趋势的评价较为积极。生命力（VT）——得分高表示个体精力充沛，疲劳感少。社交功能（SF）——得分高说明个体在社会活动中的参与度和满意度较高，受生理和心理问题影响小。情感角色（RE）——得分高意味着个体因情感问题导致的职能限制较少。精神健康（MH）——得分高表示个体在激励、压抑、行为或情感失控、心理主观感受等方面表现良好。

总分评估：总分越高，表示个体的整体健康状况和生活质量越好。通过得分解读，可以全面了解个体在各方面的健康状况，为医疗决策、健康管理和生活质量评估提供重要参考。

② 世界卫生组织生活质量量表（WHO QOL-100 量表）：该量表是由世界卫生组织研制，用于测量个体与健康相关的生存质量的国际性量表。

结构与内容：条目数量——原版包含 100 个问题，简版（WHO QOL-BREF）包含 25 个或更少条目。

领域划分：量表评估生理、心理、独立性、社会关系、环境、精神支柱/宗教/个人信仰 6 个领域。

计分方式：6 个领域和方面的得分均为正向得分，得分越高表示生存质量越好。不推荐将所有条目得分相加计算总分，而是分别计算各领域和方面的得分。

通过 WHO QOL-100 量表的得分解读，可以全面、细致地了解个体在各方面的生存质量，为健康评估、医疗决策和生活质量改善提供重要参考。

7.1.5　跌倒风险评估

骨质疏松症患者容易发生跌倒，并出现脆性骨折，其中平衡功能下降是跌倒最为主要的原因。评估骨质疏松症患者的平衡功能、跌倒风险，对于预防患者跌倒，降低骨质疏松性骨折发生率、骨质疏松性致残率具有重大意义。Berg 平衡量表是目前国内外临床上应用最广泛的评定平衡功能的量表，临床中，Berg 平衡量表在骨质疏松症患者中的应用还缺乏信度和效度的研究。

7.1.6　骨折风险评估

脆性骨折是骨质疏松症最严重的后果。骨质疏松症患者常采用 FRAX® 来预测患者的骨折风险，主要用于预测患者未来 10 年发生髋部骨折以及任何重要部位的骨质疏松性骨折的概率。通常当髋部骨折概率＞3％或者任何重要部位的骨质疏松性骨折的发生概率≥20％为骨质疏松性骨折的高危患者，应尽早干预。具体评分方式可参考第二章相关内容。

7.2　康复诊断

基于上述评定结果，按照功能障碍（包括疼痛、运动、平衡、步态及心理功能）、结构异常、活动受限及参与受限的顺序进行归纳总结，即形成本病的康复诊断。

7.3 康复治疗

7.3.1 治疗目标及原则

（1）近期目标

缓解疼痛，增强肌力与耐力，改善平衡功能，提高关节活动度，预防跌倒，提高日常生活活动能力。

（2）远期目标

降低骨折风险，提高参与能力，提高骨密度或延缓骨密度下降，改善患者生活质量。

（3）治疗原则

以早期诊断、早期康复治疗与规范化康复治疗为原则。

（4）开始干预的时间

确诊骨质疏松症后即可开始干预：FRAX$^®$骨折风险评估髋部骨折概率＞3％或者任何重要部位的骨质疏松性骨折的发生概率≥20％，即为骨质疏松性骨折的高危患者，也考虑开始干预治疗。

7.3.2 康复教育

给予患者正确的健康教育，对预防、治疗骨质疏松症都具有积极而重要的意义。让患者了解骨质疏松症的成因、风险及骨折的危险因素，了解康复治疗目标与方法，以积极心态正确认识和面对骨质疏松症。帮助患者建立健康的生活方式，常包括以下内容。①调整饮食结构：避免食用过多的膳食纤维，对含钠多的食物如酱油、咸鱼、咸肉等尽量少吃，多食用牛奶、鱼虾、牛羊肉、豆类（含豆制品）以及干果等含钙较高的食物。②建立良好日常习惯：坚持正确的起、坐、卧和转身的方法和姿势；多增加户外活动，增加与阳光的接触；戒烟限酒，减少咖啡、浓茶以及碳酸饮料的摄入。③防止跌倒：在日常活动及运动中采取防止跌倒的各种措施，加强自身和环境的保护措施。④控制体重：不要盲目减肥，因为体重偏大者的骨密度要高于瘦小者的骨密度。

7.3.3 运动治疗

运动治疗可以增加肌力和耐力，对于改善平衡、协调功能和日常活动能力以及预防跌倒都有积极意义。临床和基础研究已证实，就骨质疏松症发病本身，运动是保证骨骼健康的成功措施之一，适当的应力刺激能够减少患者骨量的丢失、平衡骨代谢以及获得和保存骨量。运动治疗应在康复医学专业人员的指导下，基于康复评定结果，按照个体的生理状态和运动功能，制定合适的运动处方后正确进行。主要包括肌力训练、有氧运动训练（负重和抗阻运动）、关节活动度训练及平衡协调功能训练等。

有氧运动训练和肌力训练能够防治骨质疏松症引起的废用性肌萎缩、改善因年龄增长所致的肌力下降、提高患者的灵活性和平衡能力，减少跌倒风险，且对于骨质疏松症所致的畸形，也有着较好的防治效果。而平衡协调功能训练则可以显著降低跌倒的发生率，从而减少骨折发生的可能。有氧负重训练和抗阻运动常选择快步走、慢跑、太极拳、上下楼梯、跳舞、网球运动、蹬踏运动等，还包括瑜伽、普拉提等。肌力训练应加强核心稳定性，重点应提高躯干、骨盆、肘部肌群肌力以及伸膝肌群的肌力。

运动所产生的成骨效应具有明显的部位特异性，尤其是负重和抗阻运动，即承重部位骨量增加更明显，高强度低重复的运动对于骨量的提高作用更明显。根据骨质疏松症患者个体情况按照 FITTVP（frequency, intensity, time, types-volume, progressive）原则制订并不断修正运动处方，选择合适的运动方式显得尤其重要。对于所有骨质疏松症患者，注意运动中避免脊柱的过度前屈和大幅度旋转运动。

总之，运动应遵循个体化原则，循序渐进、持之以恒，骨质疏松症患者长期坚持运动的获益明显强于少运动或者不运动的患者。

7.3.4　物理因子治疗

物理因子是治疗骨质疏松症的重要方法之一，对骨质疏松症防治效果良好，具有缓解疼痛、增加骨密度、维护骨骼结构、促进骨折愈合的作用。目前临床研究证实，对于老年骨质疏松症所致的疼痛，适合的物理因子治疗方法有低频脉冲电磁场疗法、全身振动疗法、体外冲击波疗法、高强度激光疗法、紫外线疗法等。

但同时目前部分研究和指南也指出，类似低强度脉冲超声、经皮电刺激疗法、神经肌肉电刺激疗法、离子导入疗法等物理治疗方法对于老年骨质疏松症患者暂未具有显著临床疗效，仍需进一步临床研究证实。

（1）低频脉冲电磁场疗法

低频脉冲电磁场疗法作为一种常用的物理治疗方法，可以促进成骨细胞中钙离子的内流，显著增强成骨作用，改善骨代谢功能，加速受损骨结构的修复和愈合。此外，低频脉冲电磁场还能刺激成骨细胞和软骨细胞的生成，抑制破骨细胞活性，促进成骨，因此早在 1979 年就已被美国 FDA 批准应用于治疗骨折后骨不连。同时低频脉冲电磁场疗法具有减轻疼痛、增强骨质和改善患者功能预后等作用，是国内各级骨质疏松诊疗指南推荐的有效物理治疗工具。

低频脉冲电磁场疗法可缓解骨质疏松症患者疼痛已是其非常确定的疗效之一，因为目前已报道的几乎所有临床研究均表明低频脉冲电磁场疗法可明显缓解患者的疼痛症状。除了疼痛，骨质疏松症引起的活动能力减弱也是影响患者生活质量的因素之一。研究表明，低频脉冲电磁场疗法能有效增加骨质疏松症患者的限时站起和行走测试评分并降低站立位时的前后摆幅指数、矩形面积和轨迹长度，同时增加了行走时的步幅、步速而降低了双支撑相，表明低频脉冲电磁场疗法是降低跌倒风险的有效治疗措施。总之，以上研究表明低频脉冲电磁场疗法可改善骨质疏松症患者的生活质量，表现为减轻疼痛并降低患者的跌倒风险。

特定强度和频率的低频脉冲电磁场疗法已被证明可以有效地改善骨质疏松症患者的骨密度，研究显示在预防腰椎和股骨颈骨密度下降方面，低频脉冲电磁场疗法不逊于常规一线抗骨质疏松药物和运动治疗，而且还能提高骨质疏松症患者的平衡功能。通常低频脉冲电磁场疗法使用的频率和强度分别在 $8\sim100\,Hz$ 和 $1.2\sim5\,mT$ 之间，治疗疗程 $30\sim36$ 次，每次 $30\sim60\,min$，干预时间不少于 12 周。国内学者对绝经后骨质疏松症患者采用 $8\sim12\,Hz$ 频率、$3.8\,mT$ 磁场强度的低频脉冲电磁场疗法参数，每天 1 次，每次治疗 40min，6 次/周，共 5 周 30 次治疗后，患者的疼痛 VAS 评分与使用阿仑膦酸钠药物组疗效相当，且至少能持续 72 周。因此，低频脉冲电磁场疗法可以作为改善骨质疏松症患者骨密度、疼痛症状的康复辅助干预方式。

在实际的临床应用中，将抗骨质疏松症药物与低频脉冲电磁场疗法联用对治疗骨质疏松症是更好的选择，因为联合使用相比单纯低频脉冲电磁场疗法及单纯药物治疗对骨质疏松症的效果更好。

通常认为低频脉冲电磁场疗法对骨质疏松症患者是安全的，但仍可能存在一些副作用。①皮肤反应：部分患者可能会出现轻微的皮肤发红、瘙痒或不适感，通常在治疗后会逐渐消失。②局部疼痛：在治疗部位，有些患者可能会感到轻微的不适或疼痛，尤其是在初期治疗后。③头晕或恶心：较少见。④影响心脏起搏器：如果患者体内植入了心脏起搏器或其他电子设备，低频脉冲电磁场疗法可能会干扰这些设备的正常功能。

（2）全身振动（WBV）疗法

WBV 疗法是一种通过机械振动和外在抗阻负荷来诱发神经肌肉反射，促进肌肉收缩，同时给予骨骼重复性的应力刺激，进而改善肌肉-骨骼系统结构和功能的康复训练方法。在临床上，全身振动训练可以直接作用于神经、骨骼、肌肉和关节结构，其即刻效应表现为改善局部循环状态、增加肌肉爆发力，长期效应主要表现为增强肌肉耐力、改善平衡功能、增加骨密度。根据作用模式，振动训练可分为直接振动和间接振动两大类。直接振动是指将振动刺激直接施加于肌腹或肌腱上，效应部位相对局限，适用于小范围病变的治疗；间接振动是指将振荡器置于远端，振动刺激经由机体间接传递给目标肌群和骨骼结构。全身振动训练即属于间接振动的范畴。训练时受试者多取直立位或微屈蹲位，站立在振动平台上，机械刺激从平台传输到下肢和腰椎。根据振动方向，全身振动训练可分为垂直振动、水平振动和以水平面为轴的摆动振动三种模式。根据振动的方式，又可分为同步振动模式和交替振动模式。不同振动模式对机体的刺激效应存在一定差异。同步振动模式频率较高（一般为数十赫兹），刺激肌肉收缩、维持振动传递的效应更为直接、有效；交替振动模式模拟人体行走状态下的运动模式，在促进肌肉收缩的同时，对骨骼、平衡和姿势控制能力以及步态功能亦有促进和加强作用。同时由于所用频率相对较低（一般低于 30Hz），可有效降低机械共振作用引起的副作用和并发症风险，因此近年来在临床上的应用发展迅速。

研究表明，振动训练可以有效增强股骨颈和腰椎的骨密度，且比步行训练组股骨颈骨密度的改善程度高出 4.3%，同时平衡能力得以改善，有效降低跌倒和脆性骨折的发生风险。此外，全身振动训练相较于其他运动训练方法的优势并不在于治疗效应更为显著，而是能够以更小的负荷有效提高和改善骨质结构和骨密度，使得该方法更适合于骨质疏松人群中高龄、运动功能受损、长期卧床或活动受限以及超重或肥胖患者；而且由于肌肉-骨骼结构对全身振动训练的振动剂量和强度非常敏感，很短时间的训练过程即可产生效应。因此，全身振动训练时间很短（一般不超过 10min），且操作方法简单，更易于为老年患者所接受。

同时对于骨质疏松症患者，跌倒可产生严重后果，如脆性骨折，主要多见于腰椎、髋部及上肢腕部的骨折，严重危害老年人的健康和生活质量。老年人群跌倒是多种风险因素，如下肢肌肉力量下降、平衡功能和协调性受损以及步态异常等综合作用的结果，因此针对跌倒的预防也应该制定多因素的综合干预方案。研究显示，全身振动训练在增加骨质疏松症患者骨密度的同时，也会对上述老年人常见的跌倒风险因素产生正性改善作用：全身振动训练可以诱发肌肉张力性振动反射，降低张力及本体感受器——高尔基腱器官的抑制反应，并激活肌梭产生兴奋信号，刺激脊髓 α 运动神经元，引起肌肉反射性收缩。因此，该疗法能够有效地增强下肢肌肉力量和本体感觉功能，可提高神经肌肉系统对骨骼的保护作用。

现有的临床研究证明，全身振动训练不仅可增加原发性骨质疏松症患者的骨密度，特别是腰椎、髋部以及下肢骨密度，促进骨形成，延缓骨吸收和骨丢失过程，而且可以同时增强骨骼肌肌肉力量和运动功能，改善平衡、协调性和步态能力，从而能够同时达到治疗骨质疏松症、预防跌倒和脆性骨折的效果，因此更加适合和满足骨质疏松症综合治疗和管理的需求。

全身振动训练对于中老年骨质疏松症患者来说，目前尚未发现严重的并发症或副反应报道。但有文献认为，不适当地应用或振动时间过长，可能会导致肌肉-骨骼的慢性疲劳或损伤。因此，临床应用全身振动设备时，须持续监测患者治疗反应，同时，严格掌握全身振动训练的临床禁忌证，如下肢血管血栓、急性疝气、训练部位肌肉骨骼系统病变急性期（如椎间盘突出症急性期、肌肉/筋膜的急性炎症、骨折初期），以及局部皮肤新鲜创面或瘢痕等。

（3）体外冲击波疗法（ESWT）

冲击波是一种不连续峰在介质中的传播，这个峰导致介质的压强、温度、密度等物理性质发生跳跃式改变。任何波源，当运动速度超过了其波的传播速度时，这种波动形式都可以称为冲击波，或者称为激波。

而 ESWT 是将气动产生的脉冲声波转换成精确的弹道式冲击波，通过治疗探头的定位，通过高能聚集的枪头，对人体的组织产生一定的能量，使组织在高压的状态下，可以发生反复的冲击，从而达到松解粘连、刺激微血管再生、促进骨折愈合及软组织修复等作用，在肌骨疾病中应用广泛，是治疗骨不连和新发骨折的有效方法。研究表明，ESWT 选择脉冲数≥500 次、能流密度≥0.16mJ/mm^2 可引起生物体的生理反应，主要机制包括机械力的刺激、骨髓缺氧环境、骨膜下出血或治疗区域的血流增加。研究显示，左髋接受单次低能量和单次高能量的受试者，1 年后对比治疗前后，各部位骨密度均有所增加，而且高能量组患者增加值更明显。因此，推荐 ESWT 用于改善骨质疏松症患者骨密度，使用前应综合考虑患者偏好、可及性、适应证及使用剂量等因素。

（4）高强度激光疗法（HILT）

此疗法利用了激光的独特物理性质，通过高能量激光束的照射，刺激人体组织，产生一系列生物化学反应，从而达到治疗的目的。①促进骨形成：大功率激光照射能够提高骨细胞的活性，促进骨细胞增殖和骨基质沉积增加新骨的形成。②抑制骨吸收：大功率激光能抑制破骨细胞的活性，减少骨质的破坏和吸收，从而减轻骨质疏松的程度。③改善骨骼微循环：大功率激光通过促进血管扩张和改善血液循环，增强骨骼微循环，增加营养物质和氧气的供应，促进骨组织修复和再生。④缓解疼痛：大功率激光能有效减轻老年性骨质疏松症患者的关节疼痛，改善患者的生活质量。

（5）紫外线疗法（UVT）

日光照射不足仍是世界各地人群维生素 D 缺乏的主要原因，UVT 是一种利用紫外线照射促进人体合成维生素 D，从而改善骨质疏松的治疗方法。紫外线中的 UVB 波段能够穿透皮肤，将 7-脱氢胆固醇转化为维生素 D_3，进而促进肠道对钙和磷的吸收，增强骨骼健康。骨质疏松症患者常伴有维生素 D 缺乏，导致钙吸收不足和骨密度下降，紫外线疗法通过补充内源性维生素 D，帮助调节机体钙磷代谢，减缓骨量流失。

紫外线疗法通常通过专业的紫外线灯或自然阳光照射实现，治疗剂量和时间需根据个体情况严格控制，以避免皮肤损伤或过度暴露的风险。研究表明，适度的紫外线照射不仅能提高血清维生素 D 水平，还能改善骨密度，降低骨折风险，尤其适用于老年人和日照不足地区的骨质疏松症患者。而一项随机单盲对照临床试验显示，在冬季进行为期 2 周、每天 30min 的大腿和腹部低能紫外线 B 照射（波长 280～400nm），4 周后检测结果显示 UVT 虽然不能改善患者的骨密度，但是能显著提高患者的 $25(OH)D_3$ 水平。而且在亚组分析中，对于维生素 D 水平不足的患者 UVT 治疗后 $25(OH)D_3$、骨碱性磷酸酶水平增加较正常维生素 D 组更明显。因此，UVT 不适合作为骨质疏松症患者的常规治疗，但合并有维生素 D 缺乏的患者可考虑选用 UVT 疗法。

7.3.5 作业治疗

作业治疗的目的是患者能够恢复日常生活能力、工作能力以及娱乐能力，主要包括日常生活能力的训练（穿衣、修饰、转移等）、职业能力恢复性训练等。此外，日常起居环境的改进也是作业治疗的重要内容。例如，沙发不能过软，要有坚固的扶手；床不宜过高、过窄，最好装有护栏等。而日常起居活动区域（例如楼道、通道等）也不宜堆放过多的物品，地面要平整，具有良好的防滑功能，并且照明条件要好、光线充足等。临床可酌情选择。

7.3.6 康复支具和辅具

对骨质疏松症患者使用脊柱矫形器缓解腰背疼痛；暂不推荐对骨质疏松症患者常规使用助行器（或拐杖）和（或）髋保护器具，但对于中高跌倒风险患者建议根据患者个人偏好选择性佩戴助行器或（和）髋保护器具。

7.3.7 心理治疗

骨质疏松症患者常伴有恐惧、焦虑、抑郁情绪或者自信心降低甚至丧失等，对这些患者要进行相应的心理疏导与心理支持治疗。

7.4 骨质疏松性骨折围手术期康复计划

对于绝大多数骨质疏松性骨折患者而言，康复锻炼应在术前提前进行，术后尽早恢复。其目的是让患者恢复到受伤前的运动状态，预防心血管和肺部并发症。同时，术后尽早进行康复锻炼还能加快肌肉力量的恢复，避免肌肉萎缩，促进骨折愈合，有利于患者术后功能恢复以及生活质量的提高。骨质疏松性骨折患者的围手术期康复既要遵循一般骨折的围手术期康复规律，又要考虑到患者骨质量差和骨折愈合缓慢的特点，可根据具体情况采用多种康复措施，例如疼痛管理、饮食及生活习惯指导及调理、运动康复、康复辅具的使用、骨质疏松健康知识教育、中医药康复等。

7.4.1　髋部骨折

髋部骨折手术的成功是术后髋关节稳定性及功能恢复的必要条件。对于髋部骨质疏松性骨折的患者而言，在内固定或关节置换术基础上，术后24h内应鼓励患者在助行器或陪护的帮助下站立或慢步行走，以缩短卧床时间，减少卧床相关并发症的发生。髋部骨折术后宜循序渐进地进行关节功能的主动活动和被动运动，尤其是患肢主动活动。采用髓内固定或关节置换的患者，术后可尽早尝试患肢部分负重；采用锁定钢板等髓外固定技术的患者，患肢下地负重时间需适当推迟；关节置换术后早期，应根据采用的手术入路，适当限制关节活动范围。患者住院期间应当坚持康复锻炼，避免术后心肺部并发症的发生。对于少数条件不允许的患者，也可以出院在家中进行康复锻炼，但应时刻小心，这对于降低术后并发症和再入院率而言极为重要。同时，建议髋部骨质疏松性骨折患者术后进行负重训练，同时适当的疼痛管理可有效提升康复锻炼效果。

7.4.2　桡骨远端骨折

桡骨远端骨折内固定术后或保守治疗外固定患者，均应重视关节活动度、肌肉力量等康复训练。伤后早期均应该进行手指的活动训练，这对预防腕部手部水肿和僵硬来说必不可少。康复训练建议在固定装置解除后进行，以期恢复患肢活动度及增强肌肉力量。

7.4.3　脊柱骨折

脊柱骨折患者采取保守治疗方案的，保守治疗期间患者可根据具体情况佩戴支具下地活动。对于适合进行手术治疗的脊柱骨折患者，特别是椎体成形术后患者，术后应尽早进行康复锻炼，术后 12h 可让患者尝试坐起，术后 24h 后可尝试站立，腰背部肌肉力量训练和平衡训练有助于加速患者恢复。其目的在于促进肌肉力量和脊柱活动度的恢复，有利于今后的脊柱活动和正常行走。建议指导患者进行适当的负重及平衡训练，辅以呼吸锻炼和背部伸肌运动锻炼。太极和水疗法都是不错的选择。

7.4.4　肱骨近端骨折

对于不稳定或移位的肱骨近端骨折应当进行手术治疗。在患者疼痛可以耐受的情况下，建议在外固定解除或手术完成后早期进行康复训练，包括肘关节、腕关节及手部的活动训练，以减轻患者疼痛和恢复日常运动功能为主要目的。Codman 训练也应在术后 1 周内展开。易导致内固定失败的过激运动及超过胸部水平的活动则应当受到限制，直至骨折已经明显愈合。

康复锻炼对患者术后预防骨量流失、跌倒及再次骨折均有着重大意义。建议对患者制定个体化的康复训练方案，将负重训练、平衡训练与有氧运动相结合，循序渐进，既有助于患者术后骨折的愈合，又能避免再次骨折的发生。骨质疏松性骨折患者术后康复计划一般以术后治疗和预防再次骨折或脱位为主，前者需要制定多学科联合的康复运动计划，加强对患者的人文关怀，让患者保持良好的精神状态，有利于术后恢复；后者需要注意锻炼的适应度，根据不同患者制定不同的运动计划方案，减少术后再次骨折及脱位风险。总而言之，骨质疏松性骨折围手术期最有效的康复锻炼方式应是与药物治疗、心理治疗等方案相结合的多学科综合性治疗手段。

参考文献

［1］ 中华医学会物理医学与康复学分会．骨质疏松症康复治疗指南（2024版）［J］．中国循证医学杂志，2024，24（06）：626-636．

［2］ 中华医学会骨质疏松和骨矿盐疾病分会．原发性骨质疏松症诊疗指南（2022）［J］．中国全科医学，2023，26（14）：1671-1691．

［3］ Paolucci T，Saraceni VM，Piccinini G．Management of chronic pain in osteoporosis：challenges and solutions．J Pain Res，2016，9：177-186．

［4］ Pickering ME，Javier RM，Malochet S，et al．Osteoporosis treatment and pain relief：a scoping review．Eur J Pain，2024，28（1）：3-20．